外感热病发微

白长川 ◎ 著

中国中医药出版社
·北　京·

图书在版编目（CIP）数据

外感热病发微 / 白长川著 . —北京：中国中医药出版社，2020.4

ISBN 978-7-5132-5946-0

Ⅰ.①外… Ⅱ.①白… Ⅲ.①外感病－中医疗法

Ⅳ.① R254

中国版本图书馆 CIP 数据核字 (2019) 第 279194 号

中国中医药出版社出版

北京经济技术开发区科创十三街 31 号院二区 8 号楼

邮政编码 100176

传真 010-64405750

三河市同力彩印有限公司印刷

各地新华书店经销

开本 710×1000 1/16 印张 18.5 字数 270 千字

2020 年 4 月第 1 版 2020 年 4 月第 1 次印刷

书号 ISBN 978-7-5132-5946-0

定价 69.00 元

网址 www.cptcm.com

社 长 热 线 010-64405720

购 书 热 线 010-89535836

维 权 打 假 010-64405753

微信服务号 zgzyycbs

微商城网址 https://kdt.im/LIdUGr

官 方 微 博 http://e.weibo.com/cptcm

天猫旗舰店网址 https://zgzyycbs.tmall.com

如有印装质量问题请与本社出版部联系（010-64405510）

本书由大连市人民政府资助出版

The published book is sponsored by the Dalian
Municipal Government

内容简介

　　本书系统论述了中医外感热病的源流，重点梳理了不同时期的重要学者对热病的思维模式、学术渗透、学术融合及临床经验。外感热病从合论到分论，又从分论到合论，这是历史的必然，是整合医学治疗热病的临床需要。笔者从伤寒、温病学说的传变规律中发现普遍性和共同性，创造性提出"纵看伤寒"和"三纲脏腑定位、二化气血定性、四期虚实定势"的辨证新观。并列举了运用寒温融合法治疗危重症和疑难病的验案，介绍了笔者的临床心悟。

白长川教授简介

白长川，男，1944年出生。首届全国名中医，全国中医药杰出贡献奖获得者，辽宁中医大师，全国第三、四、六批老中医药专家学术经验继承工作指导老师，国家中医药管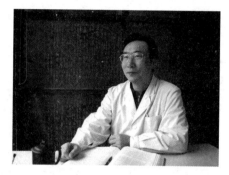理局"优秀中医临床人才研修项目"授课及临床指导专家，全国名中医传承工作室建设项目专家。辽宁中医药大学教授、中医经典临床研究所所长、研究生导师，大连市中医医院名誉院长，北京中医药大学客座教授、校外导师，大连医科大学顾问教授、中西医结合研究院名誉院长，黑龙江中医药大学、长春中医药大学教授。辽宁省中医药学会副会长，大连市中医药学会会长，中国中西医结合学会眩晕病专业委员会特聘学术顾问，台湾省中医临床医学会永久学术顾问，《环球中医药》杂志顾问。

白长川教授潜心于临床、教学、科研50余年，始终坚持将"哲眼看中医，慧根悟临床，临床读经典"理念贯穿于教育、临床、传承的全过程。发表论文150余篇，主持和参与科研课题10余项，获得国家专利3项，获得省、市科技进步奖多项。著有《神经外科危重症中西医结合治疗》《金匮要略表解》《伤寒论古今研究》《伤寒论纲要》《伤寒论方证证治准绳》《脾胃新论》《消化疾病药膳治疗学》《实用功能性胃肠病诊治》等著作16部。形成了以"滞伤脾胃，百病由生"和"寒温融合治疗热病"等为代表的学术观点和医疗风格，擅长治疗内科、妇科、儿科等疾病，尤其对脾胃病、急危重症、疑难杂病的辨治有独到见解和丰富经验。

前 言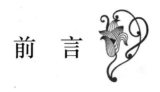

　　发热性疾病是一种常见病、多发病，秦汉时期的医家已经认识到热病种类繁多，并对其高度重视。不同时期的不同医家从不同的角度论述了不同的发热性疾病。有以病因诊断命名的，如伤寒、温病、暑病、疠风；有以症状表现命名的，如寒热病、疟病、热痹、热厥、黄疸、肠澼等；有以病位命名的，如五脏热、皮寒热、骨寒热、肌寒热等；而在《灵枢·热病》中，具有发热症状但未具详名的则归类为"热病"；《素问·热论》将发病急、变化快、病程短的外感热病统称为"伤寒"，并将温病、暑病归属其中。《难经》更明确了"伤寒有五，有中风，有伤寒，有湿温，有热病，有温病"。汉代小冰河时期，寒邪致病者多，故张仲景编著《伤寒杂病论》仍宗《内》《难》，书中"伤寒"乃是广义，"杂病"则是源于《灵枢·杂病》。在太阳病篇中，分论了狭义伤寒、狭义中风、狭义温病，至此广义伤寒定义已明确。

　　随着时间、空间、人的变化和疾病谱的改变，宋元时期许多医家在临床实践中发现伤寒方治疗温病时会出现误治、坏病，从而提出寒温分论、分治。清·吴鞠通则在《温病条辨》开篇就提出了九种温病。

　　由于中医发展的历史原因，形成了伤寒与温病两种热病体系，至今尚未统一。但二者既有共性，也各有其特性。正如叶天士所云："辨营卫气血虽与伤寒同，若论治法则与伤寒大异也。盖伤寒之邪，留恋在表，然后化热入里；温邪则化热最速。未传心包，邪尚在肺。肺合皮毛而主气，故云在表。初用辛凉轻剂。"首先病因寒温有别，寒化伤阳、热化伤阴的病性亦不同，而病位则无非在表、在里、在半表半里，或在三焦之脏腑。因此笔者提出"三纲脏腑定位、二化气血定性、四期虚实定势"的辨证新观，希冀能为寒温融合治疗热病提供一种辨证方法。

刘河间创辛凉解表法，其云"余自制双解、通圣辛凉之剂，不遵仲景法麻黄、桂枝发表之药，非余自炫，理在其中矣"。防风通圣散实则是辛温的麻黄、荆芥、防风加辛凉、辛寒、苦寒药，亦为寒温并用之方。叶天士熟谙伤寒，化裁治温。在其《临证指南医案》《叶氏医案存真》等书的大量医案中，可以看到其运用张仲景的方剂，化裁治疗温病的案例。吴鞠通虽论温病，更遵伤寒。《温病条辨·凡例二》云："是书虽为温病而设，实可羽翼伤寒。若真能识得伤寒，断不致疑麻桂之法不可用；若真能识得温病，断不致以辛温治伤寒之法治温病。伤寒自以仲景为祖，参考诸家注述可也；温病当于是书中之辨似处究心焉。""羽翼伤寒"实则完善了中医的热病学说，创新发展了仲景论述不详的温病学说。以上说明了温病与伤寒非对立学说，温病是在伤寒的基础上，补充完善了热病的辨治方法。

书中试图从伤寒、温病学说的传变规律中发现其共同性和普遍性。温病有纵横辨证，同样伤寒亦有纵横辨证，既可按六经由表入里横向辨证，也可按三焦由上至下纵向辨证。此外，书中还列举了病案以说明临床如何以寒温融合之法治疗发热性疾病。

对中医外感热病的认识由《内》《难》二经的寒温合论，发展为伤寒与温病的寒温分论，由合而分，是细化，是发展。万友生教授在《寒温统一论》中说道："伤寒学说详于表里寒证治法而重在救阳，温病学说详于表里热证治法而重在救阴，分开来各有缺陷，合起来便成完璧。"寒温合论是整合，是简化，是规范，是"整合医学"发展的必然趋势。目前西医对感染性疾病诊治采取的都是针对病因治疗，在诊治过程中应用大量的抗生素、激素，造成菌群失调、泛耐药、毒性反应、过敏反应等问题。抗生素耐药的全球检测报告指出，当前抗生素耐药情况已经非常严峻，我国细菌耐药不容乐观，必须继续加强对抗菌药物临床应用的严格管控。李兰娟院士指出"感染微生态学的提出……改变更新了抗感染的策略，提出了由纯粹'杀菌'转向'杀菌'同时需'促菌'的感染微生态治疗新观念"，"中药具有抗菌作用且不易产生抗药性突变，在治疗细菌感染性疾病时具有独特的优越性"。中草药具有"杀菌"与"促菌"作用，恰在抗菌治疗中起到双向调节作用。随着我国中医药事业的发展以及重大研发计划项目的逐步推进，中医学也正向着多元化、世界化方向不断发展。"中医药现代化研究"重点专项2017年度项目申报指南中提出"减少抗生素应用及中药替代研究"，包括"开展中药缓解抗生素耐药及耐药菌敏化的作用机制研究；替代抗生素的中药新药研发；开展基于药物相互作用、增效减毒、安全性的中药与抗生素联合用药研究"。

目前寒温融合的研究尚未统一，本书意在抛砖引玉，期望同仁传承发展中医热病学说，提出更好更新的辨治方法。书中谬误之处在所难免，衷心欢迎同道斧正，以便再版时修订完善。

本书在编著过程中，弟子阎超、李翌萌、王宝成、刘金涛、于睿、庞敏、曹克刚等参与了相关工作，并得到中国中医药出版社的大力支持。本书由大连市人民政府资助出版，在此一并表示最诚挚的谢意！

目 录

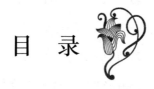

第一章 热病概说

第二章　寒温之惑五辨

第三章 纵看伤寒

第四章 三纲、二化、四期辨证新观

第五章 寒温融合治热病

第六章 方药琐谈

第七章　热病医案选辑

第一章

热病概说

第一节　《黄帝内经》中的外感热病

《黄帝内经》中的热病，范围特别广泛，分类十分复杂。盖当时医家已经认识到热病是一种常见病、多发病，并对其高度重视。《内经》从多维角度探讨了热病的学科分类、病因病机、发病过程、愈后转归等。

《素问》与《灵枢》各八十一篇大论中涉及的热性病包括外感发热和内伤杂病，篇名有"热"字的，《素问》有"热论""刺热论""评热病论""水热穴论"等篇，《灵枢》有"寒热病""热病""寒热"等篇，多次用到"热病"一词，并以此名篇。

一、热病的命名

《黄帝内经》中不同的医家，在不同的时期，从不同的角度，论述了不同的发热性疾病，包括外感、内伤、杂病、奇病等，命名也未能统一。

有以病因诊断为病名的，如伤寒、温病、暑病等；有以症状诊断为病名的，如痿病、痹病、黄疸、肠澼等；有以定位诊断为病名的，如五脏热病、皮寒热、肌寒热、骨寒热等；有以定性诊断为病名的，如阴虚则内热、阳盛则外热等；以及不明原因的发热待查，直接称为"热病"。

二、热病的治则

《灵枢·热病》提出了"以泻其热而出其汗，实其阴以补其不足者"的热病治疗原则，又提出了"其未满三日者可汗而已，其满三日者可泄而已"的汗泄一般准则。《素问·刺热论》则提出了"诸治热病，以饮之寒水乃刺之，必寒衣之，居止寒处，身寒而止也"的辅助治疗原则。《素问·评热病论》中"表里刺之，饮之服汤"的所谓汤，一曰凉白开水，一云中药汤剂，二者均可。

三、禁忌及预后

古代医家对热病经过临床细心观察，判断热病的生死预后，主要依据邪热的盛衰，阴津的存亡。如《灵枢·热病》曰："热病不可刺者有九：一曰：汗不出，大颧发赤哕者死；二曰：泄而腹满甚者死；三曰：目不明，热不已者死；四曰：老人婴儿热而腹满者死；五曰：汗不出呕下血者死；六曰：舌本烂，热不已者死；七曰：咳而衄，汗不出，出不至足者死；八曰：髓热者死；九曰：热而痉者死。腰折，瘛疭，齿噤也。凡此九者，不可刺也。"《素问·热论》曰："病热少愈，食肉则复，多食则遗，此其禁也。"此乃针刺及饮食禁忌。

又如《灵枢·热病》云："热病已得汗而脉尚躁盛，此阴脉之极也，死；其得汗而脉静者，生。热病者，脉尚盛躁而不得汗者，此阳脉之极也，死；脉盛躁得汗静者，生。"《素问·玉版论要》曰："病温虚甚死。"高度重视热邪伤津的程度，以此来判断生死转归。

四、热病的总纲

阳盛则外热，阴虚则内热。总病机乃阴阳失衡。

（一）伤寒

《黄帝内经》是将以发热为主要症状、发病急、传变快、病程较短等特点的一类疾病称为"热病"。但热病一词太宽泛、不具体，所以就将"伤寒"定为外感热病的总病名。

《素问·热论》云："今夫热病者，皆伤寒之类也……凡病伤寒而成温者，先夏至日者为病温，后夏至日者为病暑。"说明寒邪不仅是伤寒病的病因，也是温病、暑病的病因，可见寒邪致病之广，故为广义伤寒。

《素问·热论》又云："人之伤于寒者，则为病热。"此乃感寒即发的狭义伤寒。

六淫皆可导致热病，为什么以寒邪命名呢？《伤寒例·第三》引《阴阳大论》云："冬时严寒，万类深藏，君子周密则不伤于寒。或触冒之者乃为伤寒耳。其伤于四时之气，皆能为病，而以伤寒为毒者，以其最为杀疠之气也，中而即病，名曰伤寒。不即病者，其寒毒藏于肌骨中，至春变为温病，至夏变为暑病。暑病热极，重于温也。是以辛苦之人，春夏多温病热病者，皆由冬时触冒寒冷之所致，非时行之气也。"寒毒为杀疠之气，不但可以引起"中而即病"的狭义伤寒，亦可以"藏于肌肤"变为温病、暑病。说明寒毒致病之重、致病之广、致病之最。具有代表性、普遍性、特殊性，故而以"伤寒"代表了六淫致病的外感热病，与其他热病相区别。

（二）温病

《素问·生气通天论》曰："冬伤于寒，春必温病。"《素问·金匮真言论》曰："故藏于精者，春不病温。"此乃冬季感寒，寒邪潜伏，至来年春天郁久化热而发，或复感春温之气而诱发。即后世所谓的"伏气温病"。

《素问·六元正纪大论》曰："凡此太阳司天之政……初之气，地气迁，气乃大温，草乃早荣，民乃厉，温病乃作……凡此阳明司天之政……终之气，阳气布，候反温，蛰虫来见，流水不冰，民乃康平，其病温……凡此少阳司天之政……初之气，地气迁，风胜乃摇，寒乃去，候乃大温，草木早荣，寒来不杀，温病乃起……凡此太阴司天之政……二之气，大火正，物承化，民乃和，其病温厉大行……凡此少阴司天之政……五之气，畏火临，暑反至，阳乃化，万物乃生，乃长乃荣，民乃康，其病温……凡此厥阴司天之政，气化运行后天……终之气，畏火司令，阳乃大化，蛰虫出见，流水不冰，地气大发，草乃生，人乃舒，其病温厉。"此乃新感温病之滥觞。

（三）暑病

《素问·阴阳应象大论》曰："因于暑，汗，烦则喘喝，静则多言。体若燔炭，汗出而散。"《素问·至真要大论》曰："夫百病之生也，皆生于风寒暑湿燥火。"《素问·刺志论》曰："气盛身寒，得之伤寒。气虚身热，得之伤暑。"以上暑病均乃感而即发的新感暑温。

《素问·热论》曰："凡病伤寒而成温者，先夏至日者为病温，后夏至日者为病暑。"此乃伏气暑病。

（四）寒热病

《素问·风论》曰："风气藏于皮肤之间，内不得通，外不得泄，风者善行而数变，腠理开则洒然寒，闭则热而闷，其寒也则衰食饮，其热也则消肌肉，故使人怢栗而不能食。名曰寒热。"

《灵枢·寒热病》曰："皮寒热者，不可附席，毛发焦，鼻槁腊，不得汗，取三阳之络，以补手太阴。肌寒热者，肌痛，毛发焦而唇槁腊，不得汗。骨寒热者，病无所安，汗注不休。齿未槁，取其少阴于阴股之络；齿已槁，死不治。"

《灵枢·寒热》曰："寒热瘰疬在于颈腋者，皆何气使生？岐伯曰：此皆鼠瘘寒热之毒气也，留于脉而不去者也。"

寒热病是发热与恶寒交替发作的疾病。经中所列寒热实质上是一个病理变化阶段，皮寒热、肌寒热、骨寒热则代表着深浅不同的层次。

（五）五脏热病

《素问·刺热论》介绍了五脏热病："肝热病者，小便先黄，腹痛多卧身热，热争则狂言及惊，胁满痛，手足躁，不得安卧，庚辛甚，甲乙大汗，气逆则庚辛死，刺足厥阴少阳，其逆则头痛员员，脉引冲头也。心热病者，先不乐，数日乃热，热争则卒心痛，烦闷善呕，头痛面赤无汗，壬癸甚，丙丁大汗，气逆则壬癸死，刺手少阴太阳。脾热病者，先头重颊痛，烦心颜青，欲呕身热，热争则腰痛不可用俯仰，腹满泄，两颔痛，甲乙甚，戊己大汗，气逆则甲乙死，刺足太阴阳明。肺热病者，先淅然厥，起毫毛，恶风寒，舌上黄身热。热争则喘咳，痛走胸膺背，不得大息，头痛不堪，汗出而寒，丙丁甚，庚辛大汗，气逆则丙丁死，刺手太阴阳明，出血如大豆，立已。肾热病者，先腰痛骱酸，苦渴数饮身热，热争则项痛而强，骱寒且酸，足下热，不欲言，其逆则项痛员员澹澹然，戊己甚，壬癸大汗，气逆则戊己死，刺足少阴太阳，诸汗者，至其所胜曰汗出也。"

又介绍了五脏热病的鉴别诊断、护理、针刺疗法。如"肝热病者左颊先赤，心热病者颜先赤，脾热病者鼻先赤，肺热病者右颊先赤，肾热病者颐先赤，病虽未发，见赤色者刺之，名曰治未病""诸治热病，以饮之寒水乃刺之，必寒衣之，居止寒处，身寒而止也""热病先胸胁痛，手足躁，刺足少阳，补足太阴，病甚者为五十九刺"。

《素问·气厥论》曰："脾移热于肝，则为惊衄。肝移热于心，则死。心移热于肺，传为鬲消。肺移热于肾，传为柔痓。肾移热于脾，传为虚，肠澼死，不可治。胞移热于膀胱，则癃溺血。膀胱移热于小肠，鬲肠不便，上为口糜。小肠移热于大肠，为虙瘕，为沉。大肠移热于胃，善食而瘦，又谓之食亦。胃移热于胆，亦曰食亦。胆移热于脑，则辛頞鼻渊；鼻渊者，浊涕不下止也，传为衄蔑瞑目。故得之气厥也。"本篇论述了脏腑寒热证的病机是由于脏腑气分的逆乱，寒热之气在脏腑之间相互传变，而产生诸多病变，说明热病后气机紊乱导致病情的多变性、传变性、复杂性。

（六）疟病

《素问·疟论》曰："夫寒者阴气也，风者阳气也，先伤于寒而后伤于风，故先寒而后热也，病以时作，名曰寒疟……此先伤于风而后伤于寒，故先热而后寒也，亦以时作，名曰温疟。其但热而不寒者，阴气先绝，阳气独发，则少气烦冤，手足热而欲呕，名曰瘅疟。"此外《素问·刺疟》还有六经疟、五脏疟及胃疟。此十二疟病因不同、症状不同，治疗方法亦不同。如六经疟针刺本经穴治疗，五脏疟针刺本脏经络及相表里的脏腑经络。"一刺则衰，二刺则知，三刺则已；不已，刺舌下两脉出血；不已，刺郄中盛经出血，又刺项已下挟脊者，必已。舌下两脉者，廉泉也。"由此可见治疗发热性疾病，放血疗法也是行之有效的一种方法。

（七）肠澼

《素问·通评虚实论》曰："论肠澼便血何如？岐伯曰：身热则死，寒则生。"《素问·大奇论》曰："脾脉外鼓，沉为肠澼，久自已。肝脉小缓为肠澼，易治。肾脉小搏沉，为肠澼下血，血温身热者死。心肝澼亦下血，二脏同病者可治，其脉小沉涩为肠澼，其身热者死，热见七日死。"痢疾病，大便出血，兼见血分有热而发热，提示愈后不良。

（八）黄疸

《素问·玉机真脏论》曰："肝传之脾，病名曰脾风，发瘅，腹中热，烦心出黄，当此之时，可按可药可浴。"《素问·风论》曰："风气与阳明入胃，循脉而上至目内眦，其人肥则风气不得外泄，则为热中而目黄。"黄疸伴发热，张景岳云："人肥则腠理致密，邪不得泄，留为热中，故目黄。"胖人受风，风邪入里，怫郁发热，而成黄疸。仲景在《伤寒论》262条中说："伤寒，瘀热在里，身必黄，麻黄连翘赤小豆汤主之。"方中麻黄汤去桂枝之热而开其表，使黄从外散；加连翘、生梓白皮以泄其热，赤豆清热利湿，姜枣调和营卫，共奏解表散邪、清热祛湿退黄之效。

（九）疬风

《素问·风论》曰："疬者，有荣气热胕，其气不清，故使其鼻柱坏而色败，皮肤疡溃。风寒客于脉而不去，名曰疬风，或名曰寒热。"疬风是由于风邪入侵经络，留而不去所致，又因为先有发寒热的症状，故又称为寒热。

（十）心风

《素问·风论》曰："帝曰：五脏风之形状不同者何……心风之状，多汗，恶风，焦绝，善怒吓，赤色，病甚则言不可快，诊在口，其色赤。"风为百病之长，风邪入心化热，则为心风，热伤心阴，故见面色红赤，多汗恶风，正如张景岳所云："唇舌焦燥，津液干绝也。"

（十一）酒风

《素问·病能论》曰："有病身热解㑊，汗出如浴，恶风少气，此为何病？岐伯曰：病名曰酒风。帝曰：治之奈何？岐伯曰：以泽泻、术各十分，麋衔五分，合以三指撮为后饭。"患酒风者见身热解㑊、大汗出、恶风少气，治宜泽泻、白术、麋衔，三药混合研末，每次服用三指撮的量，饭前空腹服。

《素问·评热病论》论述了四种热病的变证。清代高世栻云："评热，论热病之变证。风厥、劳风、肾风、风水，皆热病之变。"

（十二）风厥

《素问·评热病论》曰："帝曰：有病身热汗出烦满，烦满不为汗解，此为何病？岐伯曰：汗出而身热者风也，汗出而烦满不解者厥也，病名曰风厥。"

（十三）劳风

《素问·评热病论》曰："帝曰：劳风为病何如？岐伯曰：劳风法在肺下，其为病也，使人强上冥视，唾出若涕，恶风而振寒，此为劳风之病。"

（十四）肾风

《素问·评热病论》曰："帝曰：有病肾风者，面胕痝然壅，害于言，可刺不？岐伯曰：虚不当刺，不当刺而刺，后五日其气必至。帝曰：其至何如？岐伯曰：至必少气时热，时热从胸背上至头，汗出手热，口干苦渴，小便黄，目下肿，腹中鸣，身重难以行。"

（十五）热厥

《素问·厥论》云："黄帝问曰：厥之寒热者何也？岐伯对曰：阳气衰于下，则为寒厥；阴气衰于下，则为热厥。帝曰：热厥之为热也，必起于足下者何也？岐伯曰：阳气起于足五指之表，阴脉者，集于足下而聚于足心，故阳气盛则足下热也。"又云："热厥何如而然也……阴气虚则阳气入……精气竭则不营其四支也……肾气有衰，阳气独胜，故手足为之热也。"此乃阴虚生内热之热厥也，与后世仲景所谓"热厥"截然不同。仲景所言热厥乃是热邪炽盛，阻遏阳气，不能温运手足的里热实证。

（十六）热痹

《素问·痹论》曰："痹，或痛，或不痛，或不仁，或寒，或热，或燥，或湿，其故何也……其热者，阳气多，阴气少，病气胜，阳遭阴，故为痹热。"相当于现代中医内科教材之痹病的热痹，乃外邪阻络，气血郁滞不通所致。

（十七）痿病

《素问·痿论》曰："黄帝问曰：五脏使人痿，何也？岐伯对曰：肺主身之皮毛，心主身之血脉，肝主身之筋膜，脾主身之肌肉，肾主身之骨髓。故肺热叶焦，则皮毛虚弱急薄，着则生痿躄也；心气热，则下脉厥而上，上则下脉虚，虚则生脉痿，枢折挈，胫纵而不任地也；肝气热，则胆泄口苦筋膜干，筋膜干则筋急而挛，发为筋痿；脾气热，则胃干而渴，肌肉不仁，发为肉痿；肾气热，则腰脊不举，骨枯而髓减，发为骨痿。帝曰：何以得之？岐伯曰：……五脏因肺热叶焦，发为痿躄，此之谓也。"说明热伤五脏，耗气伤津，导致皮痿、脉痿、筋痿、肉痿、骨痿。

（十八）霍乱

《素问·六元正纪大论》曰："太阴所至为中满，霍乱吐下。"《灵枢·五乱》曰："清气在阴，浊气在阳，清浊相干，乱于肠胃，干为霍乱。"《黄帝内经》中未记载霍乱具有发热症状，但后世医家据此发展了霍乱的含义，使之成为伤寒的一个类证。张仲景在《伤寒论·辨霍乱病脉证并治》中说："病发热头痛，身疼恶寒，吐利者，此属何病。答曰：此名霍乱，霍乱自吐下，又利止，复更发热也。"陈无择曰："霍乱者，心腹卒痛，呕吐下利，憎寒壮热……"由此可见霍乱也是有发热表现的。而且中医学所说的霍乱与西医霍乱不同，西医学所说的霍乱主要是指霍乱弧菌导致的烈性传染病。

（十九）阴阳交

《素问·评热病论》曰："黄帝问于岐伯曰：有病温者，汗出辄复热而脉躁疾，不为汗衰，狂言不能食，病名为何？岐伯曰：病名阴阳交，交者死也。黄帝曰：愿闻其说。岐伯曰：人所以汗出者，皆生于谷，谷生于精。今邪气交争于骨肉而得汗者，是邪却而精胜也，精胜则当能食而不复热。复热者，邪气也。汗者，精气也。今汗出而辄复热者，是邪胜也。不能食者，精无俾也；病而留者，其寿可立而倾也。且夫《素问·热论》曰：汗出而脉尚躁盛者死。今脉不与汗相应，此不胜其病也，其死明矣。狂言者，是失志，失志者死。今见三死，不见一生，虽愈必死也。"阴阳交乃后世中医所言的气阴两虚之脱证。

（二十）热病

《灵枢·热病》记载的"热病"，除厥热病有具体病名外，如"热病头痛，颞颥，目瘈，脉痛，善衄，厥热病也"，其余均无具体的病名，统称"热病"。泛指以发热为主症，但病因不明，伴有不同症状的发热性疾病。

如《灵枢·热病》曰："热病三日，而气口静、人迎躁者，取之诸阳，五十九刺，以泻其热而出其汗，实其阴以补其不足者。身热甚，阴阳皆静者，勿刺也；其可刺者，急取之，不汗出则泄。所谓勿刺者，有死征也。"又如《灵枢·杂病》曰："小腹满大，上走胃至心，淅淅身时寒热，小便不利，取足厥阴。""腰痛……痛上热，取足厥阴……中热而喘，取足少阴腘中血络。"文中多处提到热病，而未详具体病名，也无方药，仅见针灸治疗方法及预后。

除上述发热性疾病，喘咳、疫病等也可兼见发热症状，就不一一列举了。疫病相关内容详见温热与瘟疫之辨。

第二节 《难经》中的广义伤寒

《黄帝内经》时期，不同作者对"热病"有不同的阐述，内容宽泛，尚未统一命名，《难经》作者补充完善了中医外感热病，明确了外感热病的定义及分类。

《难经·五十八难·论广义伤寒》中明确将广义伤寒作为独立篇章，定义为外感热病总的病名。同时将广义伤寒细化、具体化，分为中风、狭义伤寒、湿温、热病、温病，五种二级分类学科，各自具有特殊的脉象和症状。由此广义伤寒与狭义伤寒概念延续至今。《难经·五十八难·论广义伤寒》曰："伤寒有几？其脉有变不？然：伤寒有五，有中风，有伤寒，有湿温，有热病，有温病，其所苦各不同。中风之脉，阳浮而滑，阴濡而弱；湿温之脉，阳濡而弱，阴小而急；伤寒之脉，阴阳俱盛而紧涩；热病之脉，阴阳俱浮，浮之而滑，沉之散涩；温病之脉，行在诸经，不知何经之动也，各随其经所在而取之。"

张仲景《伤寒杂病论》序中言："撰用《素问》《九卷》《八十一难》《阴阳大论》《胎胪药录》，并平脉辨证，为《伤寒杂病论》合十六卷。"更详尽地论述了广义伤寒与狭义伤寒的理法方药，被后世誉为"众法之宗，医方之祖"。

《难经·五十八难》曰："寒热之病，候之如何也？然：皮寒热者，皮不可近席，毛发焦，鼻槁，不得汗；肌寒热者，皮肤痛，唇舌槁，无汗；骨寒热者，病无所安，汗注不休，齿本槁痛。"对《内经》中的皮寒热、肌寒热、骨寒热具体化，把寒热病归属于广义伤寒范畴，说明寒热病由表入里的三个部位、三个症状、三个归类方法。

又言："伤寒有汗出而愈，下之而死者；有汗出而死，下之而愈者，何也？然：阳虚阴盛，汗出而愈，下之即死；阳盛阴虚，汗出而死，下之而愈。"补充了《黄帝内经》汗、下用药指南。阳虚阴盛即寒邪郁表，卫阳被束而阳气虚，治宜汗法，"体若燔炭，汗出而散"。而阳盛阴虚者是指邪热盛而阴津虚，治宜下法，泻热存阴。此外，"汗出而死"提示了温病忌汗。

又言："中风之脉，阳浮而滑，阴濡而弱；湿温之脉，阳浮而弱，阴小而急；伤寒之脉，阴阳俱盛而紧涩；热病之脉，阴阳俱浮，浮之而滑，沉之散涩；温病之脉，行在诸经，不知何经之动也，各随其经所在而取之。"论述五种伤寒病详脉略证，证以"其所苦各不同"一语带过。以"独取寸口"的脉象为依据，进行五种热病的鉴别诊断。其中中风、伤寒之脉为仲景《伤寒论》所用，《伤寒论·辨太阳病脉证并治》第12条"太阳中风，阳浮而阴弱"、第3条"太阳病……脉阴阳俱紧者，名为伤寒""温病之脉，行在诸经，不知何经之动也，各随其经所在而取之"，说明温病之脉随其病邪所在部位变化出现不同脉象，病位广泛，脉象复杂。正如薛生白所言："脉无定体。"

《难经·四十九难》曰："何以知伤寒得之？然：当谵言妄语。何以言之？肺主声，入肝为呼，入心为言，入脾为歌，入肾为呻，自入为哭。故知肺邪入心，为谵言妄语也。其病身热，洒洒恶寒，甚则喘咳，其脉浮大而涩。""知肺邪入心"症见"谵言妄语"者，说明温热之邪由肺逆传入心。叶天士秉承此说，提出温病十二字纲领"温邪上受，首先犯肺，逆传心包"。

"温病之脉，行在诸经，不知何经之动也，各随其经所在而取之。"温病没有定形之脉，说明温病之广，种类繁多，为后世广义温病之端倪。同时论中提出皮寒热、肌寒热、骨寒热，并详细地进行了症状鉴别。

第三节 《伤寒杂病论》中的方证辨证体系

《汉书·艺文志》记载了医经七家，即理论家体系。"医经者，原人血脉、经络、骨髓、阴阳、表里，以起百病之本，死生之分。"重点阐述了经典理论，运用粗浅的解剖知识与哲学思维解释人体生命的八纲生理属性、病理现象、病因病机、病名症状、治法治则、养生预防等有关中医理论的原创知识。

《汉书·艺文志》又记载有经方十一家，即临床家体系。"经方者，本草石之寒温，量疾病之浅深，假药味之滋，因气感之宜，辨五苦六辛，致水火之齐，以通闭解结，反之于平。"重点在临床治疗，运用药物的四气五味、补泻功效以治疗疾病的八纲属性，回归生理的平衡。

以上两大体系传承的代表作是《黄帝内经》和《汤液经法三十二卷》，张仲景智慧地将两大体系传承发展，结合创新。

一、第一创新点

（一）医经家强调"病－理－法"

据不完全统计，《黄帝内经》中有 762 个疾病名称，而"证"字只有 1 个。如《素问·至真要大论》云：帝曰"气有多少，病有盛衰，治有缓急，方有大小……岐伯曰：气有高下，病有远近，证有中外，治有轻重，适其至所为故也"。说明《黄帝内经》时期重视辨病分类、辨病分时、辨病分证论治，重视病的诊断及类病的鉴别诊断，而尚未形成理法方药的完整体系。

（二）经方家强调"证－方－药"

张仲景智慧地整合了辨病与辨证论治，又整合了理法与方药，秉承辨病分证的逻辑系统，进一步推衍发展了辨病论治和辨证论治的完整体系。据不完全统计，《伤寒论》中共有560个"病"字，152个"证"字。《金匮要略》中共有252个"病"字，65个"证"字。说明仲景时期重视以病为主，以病统证。

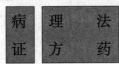

《伤寒论》为"辨××病脉证并治"的科学六经体系。《金匮要略》内外妇儿杂病也遵法制定了"××病脉证并治"。均可分解为"辨××病、辨××脉、辨××证"。《伤寒论》序言中也提到："撰用《素问》《九卷》《八十一难》《阴阳大论》《胎胪药录》，并平脉辨证，为《伤寒杂病论》，合十六卷。"

张仲景创立辨病论治为纲、辨证论治为目，"病证结合"，以病名篇，确立"病名诊断"，"方证相应治疗"的科学辨证体系。

张仲景《伤寒论》第16条曰："观其脉证，知犯何逆，随证治之。"唐容川在《金匮要略浅注补正》说："仲景用药之法，全凭乎证，添一证则添一药，易一证亦易一药。"随证治之，即方证相应法，《伤寒论》317条，通脉四逆汤方下注中云："病皆与方相应者，乃服之。"随症加减，即药症对应，以主症为要素，随兼症之有无而随症变化加减药味或药量，如小承气汤、厚朴三物汤、厚朴大黄汤。此乃"变法"。

二、第二创新点

皇甫谧在《针灸甲乙经·序》中云："伊尹以元圣之才，撰用《神农本草》以为《汤液》，汉张仲景论广《汤液》为十数卷，用之多验。"

论广《汤液》{ 三阴三阳病辨证体系（《伤寒论》）
脏腑辨证体系（《金匮要略》）

钱超尘重编《辅行诀脏腑用药法要》一书，其原著是梁·陶弘景撰写，内有二旦、六神、十七方和五脏六腑补泻诸方共六十首，均出自《汤液经》三十二卷，佐证了皇甫谧的说法，即"张仲景论广《汤液》为十数卷，用之多验"。

三、第三创新点

热病有三个亮点。

（一）第一亮点

首先，发展了《黄帝内经》。将热病的六经分证创新为六经辨病辨证论治体系，将汗下两法拓展为汗、吐、下、和、温、清、消、补八法。

（二）第二亮点

首提阳微结的半表半里证。

（三）第三亮点

在辨证论治的思想指导下，传承发展一套方证辨证体系的方书之祖，包括了"病皆与方相应者，乃服之"的方证辨证。方证辨证体系包括主方辨证、类方辨证、合方辨证、药证辨证、类证辨证、随证辨证（坏病、或然证、若然证）。

1. 主方辨证

朱肱《类证活人书·卷第十二》云："所谓药证者，药方前有证也，如某方治某病是也。伤寒有证异而病同一经，药同而或治两证，类而分之，参而伍之，审知某证者，某经之病，某汤者，某证之药，然后用之万全矣。"朱肱所谓药证者，即包含了方证和药证。如麻黄汤、桂枝汤、栀子豉汤、白虎汤、承气汤、小柴胡汤、理中汤、四逆汤、乌梅丸等。

2. 类方辨证

根据在主证基础上出现的兼变证的变化，辨证地在主方基础上加减而成即为类方。正如徐灵胎在《伤寒类方》序中言："不类经而类方。盖方之治病有定，而病之变迁无定，知其一定之治，随其病之千变万化，而应用不爽。此从流溯源之法，病无遁形矣。"

桂枝汤有20余首类方，麻黄汤有10余首类方，栀子豉汤有8个类方。

（1）栀子豉汤

栀子豉汤在《伤寒论》太阳、阳明、厥阴各篇及《金匮要略》中均有论述，共计7条。

①《伤寒论》第76条："发汗吐下后，虚烦不得眠，若剧者，必反复颠倒，心中懊憹，栀子豉汤主之。"

②《伤寒论》第77条："发汗，若下之，而烦热，胸中窒者，栀子豉汤主之。"

③《伤寒论》第78条："伤寒五六日，大下之后，身热不去，

心中结痛者，未欲解也，栀子豉汤主之。"

④《伤寒论》第221条："阳明病，脉浮而紧，咽燥口苦，腹满而喘，发热汗出，不恶寒、反恶热，身重。若发汗则躁，心愦愦反谵语。若加温针，必怵惕烦躁不得眠。若下之，则胃中空虚，客气动膈，心中懊侬，舌上胎者，栀子豉汤主之。"

⑤《伤寒论》第228条："阳明病，下之，其外有热，手足温，不结胸，心中懊侬，饥不能食，但头汗出者，栀子豉汤主之。"

⑥《伤寒论》第375条："下利后更烦，按之心下濡者，为虚烦也，宜栀子豉汤。"

⑦《金匮要略·呕吐哕下利病脉证治第十七》曰："下利后，更烦，按之心下濡者，为虚烦也，栀子豉汤主之。"

（2）栀子豉汤类方

此外，还有栀子豉汤类方8条。

①《伤寒论》第76条："若少气者，栀子甘草豉汤主之。"

②《伤寒论》第76条："若呕者，栀子生姜豉汤主之。"

③《伤寒论》第79条："伤寒下后，心烦，腹满，卧起不安者，栀子厚朴汤主之。"

④《伤寒论》第80条："伤寒，医以丸药大下之，身热不去，微烦者，栀子干姜汤主之。"

⑤《伤寒论》第261条："伤寒身黄发热，栀子柏皮汤主之。"

⑥《伤寒论》第393条："大病差后，劳复者，枳实栀子豉汤主之。"

⑦《伤寒论》第393条方中注云："若有宿食者，内大黄。"

⑧《金匮要略·黄疸病脉证治第十五》曰："酒黄疸，心中懊侬或热痛，栀子大黄汤主之。"

后世吴鞠通《温病条辨》中焦篇载："阳明温病，不甚渴，腹不满，无汗，小便不利，心中懊恢者，必发黄，黄者，栀子柏皮汤主之。"以此治疗湿热发黄，补充了栀子柏皮汤的适应证。

理法方药的思维方式是正向思维，即从源溯流。乃从症状开始，审证求因，分析病机，辨证立法，遣方用药。

方证辨证（主方、类方、合方）的思维方式是逆向思维，即从流溯源。乃是从方药，直接对应病证，有是证则用是方。正如张仲景在《伤寒论》317条通脉四逆汤方后注中所言："病皆与方相应者，乃服之。"

辨证论治一体二面，一则正向思维，从源溯流；一则逆向思维，从流溯源。诊断一个疾病，正逆思维的吻合点，就是辨证论治的最佳治疗方案。

3. 合方辨证

临床单纯的主方、类方对应证较少，而合病、并病多见，合方辨证是治疗合病并病的一种最常用辨证方法。

张景岳在《景岳全书》中云："凡并病者，由浅而深，由此而彼，势使之必然也。此合病并病之义，而不知者皆以此为罕见之证，又岂知今时之病，则皆合病并病耳。何以见之？盖自余临证以来，凡诊伤寒，初未见有单经挨次相传者，亦未见有表证悉罢，止存里证者，若欲根据经如式求证，则未见有如式之病，而方治可相符者，所以令人致疑，愈难下手，是不知合病并病之义耳。"

山田正珍在《伤寒论集成》说："按论中，冠合病并病者，才数条矣，其不冠合并病，而实为合病并病者，反居多。"

凡是两经或三经的证候同时出现，称为合病，凡一经的病证未罢，而又出现另一经的证候者，称为并病。合病多由受邪较重，或病人体质较弱而引起，其证情急重；并病则多因治疗不当，或病重药轻，或延误失治所致，故病情较缓。

太阳阳明合病，用葛根汤，如 32 条："太阳与阳明合病者，必自下利，葛根汤主之。"此乃表里同病，发汗解表为先，表解里自和。

太阳少阳合病，用黄芩汤，如 172 条："太阳与少阳合病，自下利者，与黄芩汤。若呕者，黄芩加半夏生姜汤主之。"此乃清里热而表邪自和。

阳明少阳合病，用柴胡加芒硝汤，如 104 条："伤寒十三日不解，胸胁满而呕，日晡所发潮热，已而微利……先宜服小柴胡汤以解外，后以柴胡加芒硝汤主之。"此乃少阳兼里实误下证，先以小柴胡汤和解少阳，再以柴胡加芒硝汤和解兼通下。

三阳合病，用白虎汤，如 219 条："三阳合病，腹满，身重，难以转侧，口不仁，面垢，谵语，遗尿。发汗则谵语，下之则额上生汗，手足逆冷。若自汗出者，白虎汤主之。"此乃一身尽为三阳热邪所困，虽属三阳，而热邪聚集胃中，治从阳明即可尽解三阳。

太阳太阴合病，用桂枝加芍药汤，如 279 条："本太阳病，医反下之，因尔腹满时痛者，属太阴也。桂枝加芍药汤主之。"本太阳病误下后，伤及足太阴脾，气滞络瘀，治宜桂枝加芍药汤温阳和络。

太阳少阴合病，用麻黄附子细辛汤，如 301 条："少阴病，始得之，反发热，脉沉者，麻黄细辛附子汤主之。"此少阴病兼表证，亦称太少两感证。

少阴阳明合病，又称少阴热化证，用大承气汤，如 321 条："少阴病，自利清水，色纯青，心下必痛，口干燥者，急下之，宜大承气汤。"此乃火盛津枯、热结旁流。故急下阳明燥热，以救少阴垂绝之阴。《灵枢·邪气脏腑病形第四》曰："邪之中人也。

无有常，中于阴则溜于腑。"此之谓也。

临床疾病证型丰富，非典型的方证十分广泛，单纯主方辨证及类方辨证不能满足医者的需要，合方辨证补充了这方面的不足。

4. 药证辨证

药证主要研究药物和证候的对应关系。药证是方证之基础，方证是药证之组合，但组合要有一定之规，即在"君臣佐使"与"七情和合"的理论指导下进行。

《神农本草经》介绍中药365种，以上中下三品为纲，以一药治一证、一药治多证、多药治一证为目。其中一药治多证，如麻黄治疗中风、伤寒、头痛、咳逆等不同症状；多药治一证如麻黄、细辛均可治疗头痛、咳逆等相同症状。

张仲景在《伤寒杂病论》中谈方证多而言药证少。据不完全统计：《伤寒论》113首方，《金匮要略》前22篇共205首方，二书除重复方剂共253方，也就是说《金匮要略》在《伤寒论》的113方基础上又增加了140首新方剂。而方中对药物的性味归经及功效主治介绍极少，故后世研究仲景时以方测证和以证测方者居多。然而方剂的组成需要药物"七情和合"及"君臣佐使"的配伍，正如徐大椿在《医学源流论·方药离合论》中云"药有个性之专长，方有合群之妙用"，只有用以药测证和以证测药的方法认真研究仲景的药证辨证，才能更好地了解仲景用药特点和规律，进而准确把握其方证辨证。

张仲景《伤寒杂病论》在药证辨证的基础上，运用中药君臣佐使的配伍规律形成了方证辨证。扩大了治疗范围、加强了药物功效、形成了新的功能主治等。由此可见，在药证辨证的基础上形成了方证辨证，而在方证辨证中又体现了药证辨证，尤其是对或然证及若然证的治疗中药物的加减，更体现了张仲景的药证辨证，从中观察到其用药方法、规律和特点。

例如张仲景在《伤寒杂病论》中有124首方里用到甘草，其中《伤寒论》70首方，《金匮要略》54首方。方名中有甘草者，如炙甘草汤、甘草汤、甘草干姜汤、桂枝甘草汤、芍药甘草汤等；而以甘草为君药者，如炙甘草汤、甘草汤、甘草干姜汤等；以甘草为臣药者，如桂枝甘草汤、芍药甘草汤等；以甘草为佐药者，如四逆汤等；以甘草为使药者，如四逆散等。

清代黄元御在其《长沙药解·后序》中云："《长沙药解》者，黄氏述《伤寒》《金匮》方药之旨而作也……为方书之祖。其处方论药，条理精密，有端绪可寻。"又云："余既刊《伤寒悬解》，乃复刊此，俾相辅以行，而述所知者序其后。至若排比方药，以求其性，贯串大义，以达其用，探赜索隐，钩深致远，世有知者，自能鉴之，无事赘说耳。"在此黄元御运用排比方药，以求其性、以达其用的方法研究仲景药证学。

《长沙药解》书中，列举张仲景《伤寒杂病论》所用药物162种。首列甘草，"味甘，气平，性缓，入足太阴脾、足阳明胃经。备冲和之正味，秉淳厚之良资，入金木两家之界，归水火二气之间，培植中州，养育四旁，交媾精神之妙药，调济气血之灵丹"。选张仲景方12首，阐述甘草药性之"中正和平"，他根据多年临床经验，指出"前人中满与呕家之忌甘草者，非通论也"，认为中满与呕家忌甘是错误的。张仲景治中满及呕之方剂不乏运用甘草者，如半夏泻心汤、麦门冬汤、橘皮竹茹汤、理中汤等，说明黄氏认识是正确的。同时又总结了甘草用法："上行用头，下行用梢，熟用甘温培土而补虚，生用甘凉泻火而消满。凡咽喉疼痛及一切疮疡热肿，并宜生甘草，泻其郁火。熟用，去皮，蜜炙。"

其前金元时期李东垣《内外伤辨惑论》中的升阳散火汤，就有生、炙甘草同用，"治男子妇人四肢发困热，肌热，筋骨间热，表热如火燎于肌肤，扪之烙手。夫四肢属脾，脾者土也，热伏地中，此病多因血虚而得之也。又有胃虚过食冷物，郁遏阳气于脾土之中，并宜服之"，方中生甘草配风药泻阴火，炙甘草配伍人参甘温补脾胃元气。

黄元御虽未能尽言仲景用药之全部，但诠释了仲景方中所用药物之性味归经及功能主治，完善了仲景理法方药。

中药的性能，又称药性，是对中药作用的基本性质和特征的高度概括，包括四气、五味、归经、升降沉浮等。而中药的作用，正是中药各自药性的体现。正如徐灵胎总结说："凡药之用，或取其气，或取其味……各以其所偏胜而即资之疗疾，故能补偏救弊，调和脏腑，深求其理，可自得之。"

金元时期张元素在《医学启源·药类法象》中根据意象思维，提出药象学说。"象"是中国传统文化的重要概念，按"取象思维"逐渐形成了中医象思维的模式，诸如藏象、舌象、脉象学说等。《医学启源·药类法象》曰："药有气味厚薄，升降浮沉，补泻主治之法各各不同，今详录之，及拣择制度修合之法，俱列于后。"将药物按照风升生、热浮长、湿化成、燥降收、寒沉藏五类进行分类研究。例如取麻黄具有风药之性能，而将其归属到"风升生"之中，以性释用。

笔者认为仲景麻黄汤中的麻黄辛温，散寒解表，性用皆取。麻杏石甘汤中的麻黄，得石膏去其温热之性，取其宣肺止咳平喘之用，去性取用。由此可见，中药的性、用，随着方剂配伍的改变，每味药物的性能、作用取舍亦不同。正如徐大椿所言："方之与药，似合而实离也……故方之既成，能使药各全其性，亦能使药各失其性，操纵之法，有大权焉，此方之妙也。"

此外，日本吉益东洞、邨井杶编著的《类聚方、药征及药征续编》中均有考证辨误，详细解释了仲景用药规律。当代学者从不同的角度，用不同的方法结合古今文献资料包括现代药理，写出专著及论文，更加丰富了仲景的药证研究。

5. 类证辨证

类证辨证是指对类似的症状进行鉴别诊断和治疗的辨证方法。方不同而证相似是为类证辨证，证不同而方相似是为类方辨证。

张仲景不仅"类方不类经"，同时更是"类证不类经"。类证辨证是仲景《伤寒杂病论》中最重要的辨证方法，《金匮要略》全篇都是类证辨证。据笔者不完全统计，《伤寒论》中发热分类9种，《金匮要略》中发热分类39种。又如《金匮要略·痉湿暍病脉证并治第二》中，同是痉病，"太阳病，发热无汗，反恶寒者，名曰刚痉。太阳病，发热汗出，而不恶寒，名曰柔痉"。二者之别，学者一目了然。若痉病表证失于开泄，内传入里，热郁阳明，里热壅盛，灼津耗液，则痉病更重，治宜大承气汤以泄阳明之热，存阴解痉。

又如《金匮要略·黄疸病脉证并治第十五》，论述了各种不同的致病因素所诱发的发黄证候。将黄疸分为谷疸、酒疸、女劳疸等类证证型。

例如：三阴三阳病脉证并治，分成六种病型，并在此基础上再分证型进行辨证论治。如辨太阳病脉证并治，即是先辨太阳病，后辨伤寒、中风、温病等的治疗。

太阳病本证中的辛温三方，即麻黄汤、桂枝汤、大青龙汤的类证鉴别。太阳病表郁轻证的三方，即桂枝麻黄各半汤、桂枝二麻黄一汤、桂枝二越婢一汤的类证鉴别。更如蓄水、蓄血的类证鉴别，大结胸证、小结胸证、寒实结胸的类证鉴别，热痞、热痞兼表阳虚痞、寒热错杂痞、水饮食滞痞以及前四个痞证再次误下后虚痞的类证鉴别等。

《伤寒论·辨厥阴病脉证并治》共有 56 条原文，其中称为"厥阴病"的只有 4 条，余下有上热下寒之寒热错杂证、厥热胜复证、厥逆证、呕吐哕证、下利证五大类病证。而呕吐哕证、下利证在《金匮要略·呕吐哕下利病脉证并治第十七》中有 17 条相同条文。说明了仲景的类证辨证思维方式和写作特点。

后世医家继承张仲景类证辨证的学术思想，很多著作都是以类证为纲目编著的。

朱肱所著《类证活人书》卷一至卷十一中，以问答形式，列举仲景《伤寒杂病论》中有关证候进行鉴别诊断与治疗，以类证的方式阐述《伤寒杂病论》之奥义。如《类证活人书·卷第八二》中问发热、问热多寒少、问潮热、问往来寒热、问伤寒疟状、问汗之而寒热者、问汗之而仍发热者、问下之而热不退者。

朱肱《类证活人书·卷第十二》云："一证下有数种药方主之者，须是将病对药，将药合病，乃可服之。假如下利而心下痞，称十枣汤、大柴胡、生姜泻心汤、甘草泻心汤、赤石脂禹余粮汤、桂枝人参汤之类，虽均是治下利而心下痞，其方有冷、有热，仔细详药证以对治之，则无不中矣。"

郭雍所著《伤寒补亡论》，以六经分证，将辨病与辨证相结合。并以症类证，将类证进行症状鉴别诊断。如中暍六条中，六问六答对热病、暑病、暍病进行了类证鉴别及辨证治疗。

6. 随证辨证

随证辨证是指对坏病、或然证、若然证的辨证治疗方法。

（1）坏病

《伤寒论》16条："太阳病三日，已发汗，若吐、若下、若温针，仍不解者，此为坏病，桂枝不中与之也，观其脉证，知犯何逆，随证治之。"柯韵伯云："坏病者，即变证也。"

（2）或然证

小青龙汤5个或然证。《伤寒论》第40条："伤寒表不解，心下有水气，干呕发热而咳，或渴，或利，或噎，或小便不利、少腹满，或喘者，小青龙汤主之。"

小柴胡汤7个或然证。《伤寒论》第96条："伤寒五六日中风，往来寒热，胸胁苦满，嘿嘿不欲饮食，心烦喜呕，或胸中烦而不呕，或渴，或腹中痛，或胁下痞硬，或心下悸，小便不利，或不渴，身有微热，或咳者，小柴胡汤主之。"

真武汤4个或然证。《伤寒论》第316条："少阴病，二三日不已，至四五日，腹痛，小便不利，四肢沉重疼痛，自下利者，此为有水气。其人或咳，或小便利，或下利，或呕者，真武汤主之。"

四逆散5个或然证。《伤寒论》第318条："少阴病，四逆，其人或咳，或悸，或小便不利，或腹中痛，或泄利下重者，四逆散主之。"

通脉四逆汤4个或然证。《伤寒论》第317条："少阴病，下利清谷，里寒外热，手足厥逆，脉微欲绝，身反不恶寒，其人面色赤，或腹痛，或干呕，或咽痛，或利止脉不出者，通脉四逆汤主之。"

（3）若然证

理中丸方后注8个若然证。《伤寒论》第386条："若脐上筑者……吐多者……下多者……悸者……渴欲得水者……腹中痛者……寒者……腹满者……"

栀子豉汤 2 个若然证。《伤寒论》第 76 条："若少气者，栀子甘草豉汤主之；若呕者，栀子生姜豉汤主之。"

枳实栀子豉汤 1 个若然证。《伤寒论》第 393 条："大病差后，劳复者，枳实栀子豉汤主之。"方后注云："若有宿食者，内大黄。"

小青龙汤方后注 5 个若然证。《伤寒论》第 40 条方后注云："若渴……若微利……若噎者……若小便不利，少腹满者……若喘……"

真武汤方后注 4 个若然证。《伤寒论》第 316 条："若咳者……若小便利者……若下利者……若呕者……"

第四节　刘河间与火热学说

在病因方面，金元时期，战乱动荡，疾病谱发生改变，而医者仍遵循宋代的局方治疗，出现温燥时弊。针对这一现象，刘河间把病机十九条分解成五运主病及六气为病，根据《素问·至真要大论》病机十九条，属肝心脾肺肾五脏者五条，属病位者上、下二条，属六淫风、寒、湿者三条，余九条皆属于火热。说明了六淫中火热致病之多，阐发了火热致病的病因。

《素问病机气宜保命集》曰："五运六气有所更，世态居民有所变，天以常火，人以常动，动则属阳。"阳热化火。天地为大生态，人为小生态，天地人三态互相感应，随着时间、空间、人间的三间变化，则化热生火。在其《素问病机气宜保命集·病机论第七》中云："夫百病之生也，皆生于风寒暑湿燥火，以之化之变也。"六气化而变为火，即"六气皆能化火"论。

《素问玄机原病式·六气为病·热类》曰："五脏之志者，怒、喜、悲、思、恐也。若五志过度则劳，劳则伤本脏，凡五志所伤皆热也。"五志归属五脏，过极必伤五脏，五脏气机不畅，郁滞化热生火，故曰"五志所伤皆热也"。

在病机方面，河间宗张仲景"阳气怫郁"说，《伤寒论》第48条："二阳并病……设面色缘缘正赤者，阳气怫郁在表，当解之熏之。若发汗不彻，不足言，阳气怫郁不得越，当汗不汗，其人躁烦……以汗出不彻故也，更发汗则愈。"六淫袭表，玄府闭塞，气机不畅则阳气怫郁，化而生热。《素问·水热穴论》曰："所谓玄府者，汗空也。"河间在《素问玄机原病式》中将狭义的"玄府汗空"说拓展为广义玄府论，言："然皮肤之汗孔者，谓泄气液之孔窍也；一名气门，谓泄气之门也；一名腠理者，谓气液出行之腠道纹理也；一名鬼神门者，谓幽冥之门也；一名玄府者，谓玄微府也。然玄府者，无物不有，人之脏腑、皮毛、肌肉、筋膜、骨骼、爪牙，至于世之万物，尽皆有之，乃气出入升降之道路门户也。""腠道纹理"在《金匮要略·脏腑经络先后病脉证第一》中早有解释："腠者，是三焦通会元真之处，为血气所注；理者，是皮肤脏腑之文理也。"故气机升降出入皆由玄府之通畅，玄府郁结则百病由生。

在病证方面，刘河间在《素问玄机原病式》中将病机十九条之属于火的病证由 10 种扩展为 23 种，将属于热的病证由 7 种扩展为 34 种。如《素问玄机原病式·热类》云："若病热极甚则郁结而气血不能宣通，神无所用而不遂其机，随其郁结之微甚，有不用之大小焉。是故目郁则不能视色，耳郁则不能听声，鼻郁则不能闻香臭，舌郁则不能知味，至如筋痿骨痹诸所出不能为用，皆热甚郁结之所致也。"

在治疗方面，《素问玄机原病式·热类》云："热甚郁结不能开通者，法当辛苦寒药下之，热退结散而无郁结也。所谓结者，怫郁而气液不能宣通也，非谓大便之结硬也。"故辛苦寒剂乃清火热之正法。又谓："且如一切怫热郁结者，不必止以辛甘热药能开发也，如石膏、滑石、甘草、葱、豉之类寒药，皆能开发郁结。以其本热，故得寒则散也……又如表热服石膏、知母、甘草、滑石、葱、豉之类寒药，汗出而解者；及热病半在表，半在里，服小柴胡汤寒药，能令汗出而愈者；热甚服大柴胡汤下之，更甚者，小承气汤、调胃承气汤、大承气汤下之……此皆大寒之利药也，反能中病以令汗出而愈。"

《素问·刺热论》曰："诸治热病，以饮之寒水乃刺之，必寒应之，居止寒处，身寒而止也。"刘河间自制防风通圣散，是在张仲景辛温发散法的基础上，加用辛凉宣透、苦寒通下及甘淡利尿之品，汗、下、清、利并用，火热得清。正如其谓："余自制双解、通圣辛凉之剂，不遵仲景法麻黄、桂枝发表之药，非余自炫，理在其中矣。"《王旭高医书六种·退思集类方歌注》云防风通圣散"为表里、气血、三焦通治之剂"，"汗不伤表，下不伤里，名曰通圣，极言其用之效耳"。

第五节　庞安时与寒温分论

《黄帝内经》曰："今夫热病者，皆伤寒之类也。"自此，以伤寒为热病总的命名。《素问·生气通天论》曰："冬伤于寒，春必病温。"提出温病的伏寒化温病因说。《素问·热论》曰："凡病伤寒而成温者，先夏至日者为病温，后夏至日者为病暑。"提出温病的分类。

《难经·五十八难》曰："伤寒有五，有中风，有伤寒，有湿温，有热病，有温病，其所苦各不同。"明确将伤寒分为五大类。一切热病都归属于伤寒的寒温合论阶段。

汉代张仲景仍以伤寒为外感热病的总称，编著《伤寒杂病论》，论述中详寒略温，对温病涉猎较少。如《金匮要略·痉湿暍病脉证治第二》中对湿和热病有所论述，如："太阳中热者，暍是也。汗出恶寒，身热而渴，白虎加人参汤主之。"

隋代巢元方《诸病源候论》论述详于伤寒而略于其他各病，其中伤寒病诸候上33论，伤寒病诸候下44论，时气病诸候43论，热病诸候28论，温病诸候34论。

随着时间、空间、人的变化，宋元时期医家，在临床实践中，发现伤寒方治疗温病出现误治坏病，从而提出寒温分论、分治。

宋代庞安时（1042—1099），终身行医，著述甚丰。所著

《伤寒总病论》影响甚大，苏轼、黄庭坚为其作序。庞安时较早地明确提出寒温分治，强调不可用伤寒治法治疗温病。其后宋代郭雍（1106—1187）也秉其思想，倡导寒温分治，并最早地明确提出了新感温病的概念。庞安时在《伤寒总病论·叙论》云："其病本因冬时中寒，随时有变病之形态尔，故大医通谓之伤寒焉。其暑病、湿温、风温死生不同，形状各异，治别有法。"《伤寒总病论·上苏子瞻端明辨伤寒论书》曰："四种温病，败坏之候，自王叔和后，鲜有炯然详辨者，故医家一例作伤寒行汗下……温病误作伤寒行汗下必死。"《伤寒总病论·伤寒感异气成温病坏候并疟证》曰："风温与中风脉同，温疟与伤寒脉同，湿温与中湿脉同，温病与热病脉同，唯证候异而用药有殊耳。误作伤寒发汗者，十死无一生。"

提出伤寒、温病传变不同。伤寒循"三阳三阴而传"；温病的传变则"不依次第传"。

明确温病概念、病因。《伤寒总病论·叙论》曰："其不实时成病，则寒毒藏于肌肤之间，至春夏阳气发生，则寒毒与阳气相搏于荣卫之间，其患与冬时即病候无异。因春温气而变，名曰温病也。"提出"寒毒"为温病病因，病机为"寒毒与阳气相搏于荣卫之间"。

提出"天行温病"。《伤寒总病论·天行温病论》曰："辛苦之人，春夏多温热者，皆由冬时触冒寒毒所致。自春及夏至前为温病者，《素问》、仲景所谓伤寒也。有冬时伤非节之暖，名曰冬温之毒，与伤寒大异，实时发病温者，乃天行之病耳……天行之病，大则流毒天下，次则一方，次则一乡，次则偏着一家。"

在温病治疗上，提出"温病五大证"，青筋牵证、赤脉攒证、黄肉随证、白气狸证、黑骨温证。分别列出各证的证候表现，并配以方药辨证论治。临床大量运用清热解毒之品，集晋唐以来凉药运用经验之大成。《伤寒总病论·辟温疫论》中提出："疗疫气令人不相染，及辟温病伤寒屠苏酒。"对后世医家临床辨证论治及防治温疫产生了深远的影响。

《伤寒总病论·叙论》曰："《素问》云：冬三月是谓闭藏，水冰地裂，无扰乎阳。又云：彼春之暖，为夏之暑；彼秋之忿，为冬之怒，是以严寒冬令，为杀厉之气也。故君子善知摄生，当严寒之时，周密居室而不犯寒毒，其有奔驰荷重，劳房之人，皆辛苦之徒也。当阳气闭藏，反扰动之，令郁发腠理，津液强渍，为寒所搏，肤腠反密，寒毒与荣卫相浑。当是之时，勇者气行则已，怯者则着而成病矣。其即时成病者，头痛身疼，肌肤热而恶寒，名曰伤寒。其不实时成病，则寒毒藏于肌肤之间，至春夏阳气发生，则寒毒与阳气相搏于荣卫之间，其患与冬时即病候无异。因春温气而变，名曰温病也。因夏暑气而变，名曰热病也。因八节虚风而变，名曰中风也。因暑湿而变，名曰湿病也。因气运风热相搏而变，名曰风温也。其病本因冬时中寒，随时有变病之形态尔，故大医通谓之伤寒焉。其暑病、湿温、风温死生不同，形状各异，治别有法。"

《伤寒总病论·天行温病论》曰：辛苦之人，春夏多温热者，皆由冬时触冒寒毒所致。自春及夏至前为温病者，《素问》、仲景所谓伤寒也。有冬时伤非节之暖，名曰冬温之毒，与伤寒大异，实时发病温者，乃天行之病耳。其冬月温暖之时，人感乖候之气，未即发病，至春或被积寒所折，毒气不得泄，至天气暄热，温毒乃发，则肌肉斑烂也。又四时自受乖气，而成腑脏阴阳温毒者，则春有青筋牵，夏有赤脉攒，秋有白气狸，冬有黑骨温，四季有黄肉随，治亦别有法。《难经》载五种伤寒，言温病之脉，行在诸经，不知何经之动，随经所在而取之。中风木，伤寒金，热病火，湿温水，温病土，治之者各取其所属。《难经》温病，本是四种伤寒，感异气而变成温病也。土无正形，因火而名，故以温次热也。土寄在四维，故附金木水火而变病，所以王叔和云：阳脉浮滑，阴脉濡弱，更遇于风热，变成风温；阳脉洪数，阴脉实大，更遇其热，变成温毒，温毒为病最重也；阳脉濡弱，阴脉弦紧，更遇湿气，变为湿温；脉阴阳俱盛，重感于寒，变成温疟，斯乃同病异名，同脉异经者也。故风温取足厥阴木、手少阴火，温毒专取手少阴火，温疟取手太阴金，湿温取足少阴水、手少阴火，故云随经所在而取之也。天行之病，大则流毒天下，次则一方，次则一乡，次则偏着一家，悉由气运郁发，有胜有伏，迁正退位，或有先后。天地九室相形，故令升之不前，降之不下，则天地不交，万化不安，必偏有宫分，受斯害气，庄子所谓运动之泄者也。且人命有遭逢，时有否泰，故能偏着一家。天地有斯害气，还以天地所生之物，以防备之，命曰贤人知方矣。

第六节 张景岳创卫气营血辨治观

汉代张仲景传承《黄帝内经》对卫气营血的认识，创制了治疗方药。如桂枝汤治疗营卫不和，白虎汤治疗阳明气分热证，小柴胡汤治疗热入血室，桃仁承气汤和抵当汤治疗蓄血证等。而清代叶天士又创卫气营血辨证学说，《温热论》云"辨营卫气血虽与伤寒同，若论治法，则与伤寒大异"。所谓大异之处，乃寒化和热化的治疗方法不同。"伤寒之邪留恋在表"，故治宜辛温三方（桂枝汤、麻黄汤、大青龙汤）散寒以解卫表之邪，"然后化热入里"，方可用白虎汤清气分里热。而"温邪则热变最速"，吴鞠通秉叶氏之说，创制辛凉三方（银翘散、桑菊饮、白虎汤）清透卫分、气分之热。伤寒表邪入里化热，热结血分，瘀热互结，乃下焦蓄血证，治宜桃核承气汤泻热逐瘀。《温热论》又云："入营犹可透热转气，如犀角、元参、羚羊角等物，入血就恐耗血动血，直须凉血散血，如生地、丹皮、阿胶、赤芍等物。"吴鞠通承其说，运用清营汤透热转气，犀角地黄汤凉血散血。对温病之蓄血证，以改仲景之法变其方，去桂枝、甘草之温热，加当归、芍药、丹皮凉血散血之品，创制桃仁承气汤以治之。

在叶天士创立卫气营血辨证学说之前，明代张景岳在其论著《类经》和《景岳全书》中也提出了卫、气、营、血、血气燔灼的辨证论治及理法方药。

《类经·营卫三焦》中云："营属阴而主里，卫属阳而主表，故营在脉中，卫在脉外。""虽卫主气而在外，然亦何尝无血。营主血而在内，然亦何尝无气。故营中未必无卫，卫中未必无营，但行于内者，便谓之营，行于外者，便谓之卫。此人身阴阳交感之道，分之则二，合之则一而已。"明确地阐述了卫气营血之表里内外的关系。

《景岳全书·卷之七·伤寒典上》曰："凡初诊伤寒者，以其寒从外入，伤于表也。寒邪自外而入，必由浅渐深，故先自皮毛，次入经络，又次入筋骨，而后及于脏腑，则病日甚矣。故凡病伤寒者，初必发热，憎寒无汗，以邪闭皮毛，病在卫也。渐至筋脉拘急，头背骨节疼痛，以邪入经络，病在营也。夫人之卫行脉外，营行脉中，今以寒邪居之，则血气混淆，经络壅滞，故外证若此，此即所谓伤寒证也。自此而渐至呕吐、不食、胀满等证，则由外入内，由经入腑，皆可因证而察其表里矣。若或肌表无热，亦不憎寒，身无疼痛，脉不紧数者，此其邪不在表，病必属里。凡察伤寒，此其法也。"

《景岳全书·卷之七·伤寒典上》曰："伤寒之邪，实无定体，或入阳经气分，则太阳为首，或入阴经精分，则少阴为先。"

《景岳全书·火证·论火证》曰："惟病在形体者，乃可以察火证，盖其不在气即在血。"

详细地论述了外邪由表入里、由卫入营、由气入血的传变过程。

《景岳全书·卷之五十二》曰："四曰散阵　邪在肌表，当逐于外，拒之不早，病必日深，故方有散阵。"

《景岳全书·卷之五十一·散阵》曰："一柴胡饮：一为水数，从寒散也。凡感四时不正之气，或为发热，或为寒热，或因劳因怒，或妇人热入血室，或产后经后因冒风寒，以致寒热如疟等证，但外有邪而内兼火者，须从凉散，宜此主之。柴胡（二三钱）、黄芩（一钱半）、芍药（二钱）、生地（一钱半）、陈皮（一钱半）、甘草（八分），水一钟半，煎七八分，温服。如内热甚者，加连翘一二钱随宜；如外邪甚者，加防风一钱佐之；如邪结在胸而痞满者，去生地，加枳实一二钱；如热在阳明而兼渴者，加天花粉或葛根一二钱；热甚者，加知母、石膏亦可。"

"正柴胡饮：凡外感风寒，发热恶寒，头疼身痛，疟初起等证，凡血气平和，宜从平散者，此方主之。柴胡（一二三钱）、防风（一钱）、陈皮（一钱半）、芍药（二钱）、甘草（一钱）、生姜（三五片），水一钟半，煎七八分，热服……如热而兼渴者，加葛根一二钱……"

散阵散也，外邪侵袭人体，当从卫表散之。"热者寒之，温者凉之"，外感风热，故用一柴胡饮寒散凉散也，此处寒散凉散即为辛凉解表法；外感风寒，则用正柴胡饮平散也。

《景岳全书·卷之五十一·散阵》曰："柴胡白虎煎：治阳明温热，表邪不解等证。柴胡（二钱）、石膏（三钱）、黄芩（二钱）、麦冬（二钱）、细甘草（七分，）水一钟半，加竹叶二十片，煎服。"

《景岳全书·火证·论治火》曰："治实火诸法：凡微热之气，惟凉以和之，宜徙薪饮、四阴煎、二阴煎，或加减一阴煎、黄芩芍药汤、黄芩清肺饮之类，酌宜用之。大热之气，必寒以除之，宜抽薪饮、白虎汤、太清饮、黄连解毒汤、玉泉散、三补丸之类主之。"

阳明温热，热入气分，微热之气，凉以和之，宜徙薪饮等；

大热之气，寒以除之，宜抽薪饮、白虎汤等。

《景岳全书·卷之四十二·麻疹全》曰："麻疹发热之初，与伤寒相似，惟疹子则面颊赤，咳嗽喷嚏，鼻流清涕，目中有泪，呵欠喜睡，或吐泻，或手掐眉目，面赤为异耳。但见此候，即是疹子，便宜谨避风寒，戒荤腥浓味。古法用升麻葛根汤以表散毒邪，余制透邪煎代之更佳，或柴归饮亦妙。但使皮肤通畅，腠理开豁，则疹毒易出"。

《景岳全书·卷之五十一·因阵》曰："透邪煎：凡麻疹初热未出之时，惟恐误药，故云未出之先，不宜用药，然解利得宜，则毒必易散而势自轻减，欲求妥当，当先用此方为主。当归（二三钱）、芍药（酒炒，一二钱）、防风（七八分）、荆芥（一钱）、炙甘草（七分）、升麻（三分）水一钟半，煎服。如热甚脉洪滑者，加柴胡一钱。此外，凡有杂证，俱可随宜加减。"

斑疹之热已入营分，当凉血解毒、辛药透达，由营透邪外出，此景岳自制透邪煎之方义。

《景岳全书·伤寒治例五十八·清血清便滋阴诸方》曰："犀角地黄汤（寒七九），微凉，凡热入血分，吐衄斑黄，及血热血燥，不能作汗，表不解者宜此。"

《景岳全书·瘟疫·清利法》曰："若伤寒热入血室，吐衄斑黄，及血热血燥，不能作汗而邪不解者，宜《局方》犀角地黄汤。热甚者，宜《良方》犀角地黄汤。若热邪闭结血分，大便不通，而邪不能解者，宜《拔萃》犀角地黄汤。

《景岳全书·卷之三十八·妇人规上》曰："妇人伤寒，或劳役，或怒气，发热适遇经行，以致热入血室，或血不止，或血不行，令人昼则明了安静，夜则谵语如见鬼状者是也。若热因外邪，由表而入者，宜一柴胡饮……若血热多滞者，宜小柴胡汤加丹皮、红花、当归。"

热入血分则用犀角地黄汤清热解毒、凉血散血；热入血室则用仲景小柴胡汤加丹皮、红花、当归清热凉血、化瘀散滞。

《景岳全书·脉神章中·正脉十六部》曰："血气燔灼，大热之候……为胀满，为烦渴，为狂躁，为斑疹，为头疼面热，为咽干喉痛，为口疮痛肿，为大小便不通，为动血，此阳实阴虚，气实血虚之候。"

《景岳全书·卷之三十八·妇人规上》曰："若少阴水亏，阳明火盛，热渴失血，牙痛便结，脉空作喘，而邪不能解者，宜玉女煎。"以方测证，肾虚水亏，热渴失血之血分证，故用熟地、麦冬、牛膝补肾水。阳明气分火盛，故用白虎汤清阳明之热。

血气燔灼，大热之候，乃阳实阴虚，气实血虚之象，故张景岳创制玉女煎气血两清法。叶天士在《温热论》云："若斑出热不解者，胃津亡也。主以甘寒，重则如玉女煎……或其人肾水素亏……如甘寒之中加入咸寒，务在先安未受邪之地，恐其陷入易易耳。"叶氏谓之"热邪不燥胃津，必耗肾液"，故用"玉女煎清胃救肾"。吴鞠通在张景岳、叶天士的基础上创制了治疗气血两燔的玉女煎去牛膝熟地加细生地元参方。正如《温病条辨》所言："气血两燔，不可专治一边，故选用张景岳气血两治之玉女煎。去牛膝者，牛膝趋下，不合太阴证之用。改熟地为细生地者，亦取其轻而不重，凉而不温之义，且细生地能发血中之表也。加元参者，取其壮水制火，预防咽痛失血等证也。"

结语：张景岳承上启下，承《黄帝内经》、张仲景《伤寒杂病论》的卫气营血观，运用到外感热病的临床治疗中，创卫气营血辨治观，虽然不够完善，但为启后世治疗外感温热病之卫气营血辨证法提供了思路和方法。

第七节　吴又可与温疫学说

明末战乱，疫病流行。每至之处，"一巷百余家，无一家仅免；一门数十口，无一口仅存者"（《温疫论·原序》）。吴又可在总结前人有关疫病论述的基础上，通过大量临床实践，对温疫进行了细致的观察和深入的研究，创立"温疫学说"，撰写出我国医学发展史上的第一部温疫学专著《温疫论》。

在病因方面，吴又可通过临床实践发现，温疫之发生是由自然界一种异气所引起，明确提出："夫温疫之为病，非风、非寒、非暑、非湿，乃天地间别有一种异气所感。"将这种导致疫病的异气又称为杂气、戾气、疠气、疫气。强调："夫疫者，感天地之戾气也。戾气者，非寒、非暑、非暖、非凉，亦非四时交错之气，乃天地间别有一种戾气。"这突破了前人六淫致病之说。

吴又可在《温疫论》中全面阐述异气致病特点：异气具有物质性，《温疫论·杂气论》曰："夫物者气之化也，气者物之变也。气即是物，物即是气。"异气具有传染性，"此气之来，无论老少强弱，触之者即病"。

根据异气毒性的强弱又分大流行和散在发病两种表现形式。大流行者"其年疫气盛行，所患者重，最能传染"，"延门合户，众人相同"。散在发病则"其时村落中偶有一二人所患者虽不与众人等，然考其证，甚合某年某处众人所患之病纤悉相同，治法无异，此即当年之杂气，但目今所钟不厚，所患者稀少耳。"

传染具有特异性，《温疫论·论气所伤不同》曰："牛病而羊不病，鸡病而鸭不病，人病而禽兽不病，究其所伤不同，因其气各异。"

传播具有特殊途径，《温疫论·原病》曰"此气之来，无论老少强弱，邪自口鼻而入"，同时强调"邪之所着，有天受，有传染，所感虽殊，其病则一"。《温疫论·辨明伤寒时疫》曰："伤寒不传染于人，时疫能传染于人。伤寒之邪，自毫窍而入；时疫之邪，自口鼻入。"

在病机方面，吴又可又提出感而即发和伏而后发，感而即发者"触之者即病"；伏而后发者"邪自口鼻而入，则其所客，内不在脏腑，外不在经络……乃表里之分界，是为半表半里，即《素问·疟论》所谓横连膜原是也"，"温疫之邪，伏于膜原"。

在病证方面，吴又可根据感邪的轻重、伏匿的深浅、体质的强弱、传变的方式等不同，总结九种温疫传变形式。"夫疫之传有九，然亦不出乎表里之间而已矣。"

在治疗方面，"逐邪"乃是吴又可治疗温疫的核心思想。其根据温疫的九种传变方式确立对应治疗方法。发汗、发斑是温疫病位在表的治疗大法，适用于但表不里、表而再表、先表后里。吐法、下法是温疫病位在里的治疗大法，适用于但里不表、里而再里、先里后表。表里分消是表里分传、表里分传再传的治疗大法，适用于表里各半、表胜于里、里胜于表。

如《温疫论·行邪伏邪之别》曰："温疫之邪，伏于膜原，如鸟栖巢，如兽藏穴……方其侵淫之际，邪毒尚在膜原，必待其或出表或入里，然后可导引而去，邪尽方愈。"达原饮是吴又可祛逐伏邪的基本方，《温疫论·温疫初起》曰："槟榔能消能磨，除伏邪，为疏利之药，又除岭南瘴气；厚朴破戾气所结；草果辛烈气雄，除伏邪盘踞，三味协力，直达其巢穴，使邪气溃败，速离膜原，是以为达原也。"方中配伍知母、白芍、黄芩、甘草，滋阴清热，适宜温病初起。若邪毒传胃，急投大承气汤，急证急攻。如表里分传，"设有三阳现证，用达原饮三阳加法。因有里证，复加大黄，名三消饮。三消者，消内消外消不内外也。此治疫之全剂，以毒邪表里分传，膜原尚有余结者宜之"（《温疫论·表里分传》），若热邪散漫，脉长洪而数，大渴，大汗，大热，治宜白虎汤辛凉发散肌表气分之热。

结语：吴又可在温疫病的治疗上，不同的部位运用不同的逐邪方式，使邪祛则正安。

第八节　叶天士纵横论温

　　叶天士是一位理论造诣极深、学验俱丰的杰出临床大家，在其总结大量临床经验的基础上，高度概括了温热病的病因、病性、病位、病期、病势及传变过程，总结了各期的病证特点和治疗原则，编撰了《温热论》一书，成为温病学的奠基之作、开山之作，从而创立了以卫气营血的辨证纲领为核心的辨治理论体系。书中虽然没有具体方药，但从其他多本医案中可以看出其治疗思路和方药特点。

　　病因病性病位病势：由表入里，横向卫气营血辨治。在《温热论》中首先提出温病的病因是由各种温邪，从口鼻而入，侵犯肺系，肺主气，其合皮毛，故云病位在卫表。温邪热变最速而病性属阳热实证，由表入里，经过"卫之后方言气，营之后方言血"的4期病理过程。其中气分证涉及脏腑多，故脏腑之定位需要明确，以便更有利地指导临床选方用药。

　　治疗原则：《温热论》曰："肺主气属卫，心主血属营。"卫气属阳，营血属阴，简而言之，卫气同属肺主气分证，营血同属心主血分证。临床用药气血分明，热"渐欲入营血，营分受热，则血液受劫……则撤去气药。"而用"透营转气"法，"如犀角、玄参、羚羊角等物"，"入血就恐耗血动血，直须凉血散血，如生地、丹皮、阿胶、赤芍等物"。

叶天士虽以卫气营血辨治体系为主，然而在其著作中仍可以看到由上而下的纵向三焦辨治方法。《温热论》曰："再论气病有不传血分而邪留三焦，亦如伤寒中少阳病也。彼则和解表里之半，此则分消上下之势，随证变法。"三焦分明指的是上中下三焦，湿热病变在中焦，故用温胆汤之走泄法以分消上下。《温热论》曰："再论三焦不从外解，必致成里结。里结于何？在阳明胃与肠也。亦须用下法，不可以气血之分，就不可下也。但伤寒热邪在里，劫烁津液，下之宜猛；此多湿热内抟，下之宜轻。伤寒大便溏为邪已尽，不可再下；湿温病大便溏为邪未尽，必大便硬，慎不可再攻也，以屎燥为无湿矣。再人之体，脘在腹上，其地位处于中，按之痛，或自痛，或痞胀，当用苦泄，以其入腹近也。"此中焦湿热里结之苦泄法。"外邪未解里先结者"或"素属中冷者"治宜开泄法，用"轻苦微辛具流动之品"。

"再前云舌黄或浊，须要有地之黄。若光滑者，乃无形湿热中有虚象，大忌前法。其脐以上为大腹，或满，或胀，或痛，此必邪已入里矣，表证必无，或存十之一。亦要验之于舌，或黄甚，或如沉香色，或如灰黄色，或老黄色，或中有断纹，皆当下之，如小承气汤，用槟榔、青皮、枳实、元明粉、生首乌等。若未现此等舌，不宜用此等法，恐其中有湿聚，太阴为满，或寒湿错杂为痛，或气壅为胀，又当以别法治之。"

"上焦气热烁津，急用凉膈散散其无形之热。""其人肾水素亏，虽未及下焦。""再舌上白苔黏腻，吐出浊厚涎沫者，口必甜味也，为脾瘅病。乃湿热气聚，与谷气相抟，土有余也。盈满则上泛，当用醒头草芳香辛散以逐之则退。若舌上苔如碱者，胃中宿滞挟浊秽郁伏，当急急开泄，否则闭结中焦，不能从膜原达出矣。"上述多处提到上中下三焦之病位、病性、病证及治法，说明叶氏对温热和湿热病的纵横立体辨证法。

一、辛凉汗法，透风于热外

《临证指南医案·风温》曰："僧五二，近日风温上受，寸口脉独大，肺受热灼，声出不扬。先与辛凉清上，当薄味调养旬日。牛蒡子、薄荷、象贝母、杏仁、冬桑叶、大沙参、南花粉、黑山栀皮。"方中薄荷、牛蒡子、桑叶辛凉透表，象贝母、杏仁清热化痰，沙参、花粉清热养阴，栀子一味透泄郁热，诸药配伍，风温得透，肺热得清。

《温热论》云："在卫汗之可也。"又云："在表初用辛凉轻剂。挟风则加入薄荷、牛蒡之属；挟湿加芦根、滑石之流。或透风于热外，或渗湿于热下，不与热相搏，势必孤矣。不尔，风挟湿热而燥生，清窍必干，谓水主之气不能上荣，两阳相劫也。"叶天士首提辛凉透法，《温热论》中有 12 个透字，如"辛凉泄卫，透汗为要"，"温疫病初入膜原，未归胃府，急急透邪"。可见辛凉透法为叶氏治疗温热病早期的治疗大法。

张仲景的辛凉解表法乃辛温之品加辛凉的石膏，如麻杏石甘汤。而叶天士乃运用仲景组方之法而不用其药，去其辛温之品，选择纯粹的辛凉透达药，如"薄荷、牛蒡之属"，使伤寒之"发汗"法过渡到温病之"透汗"法，补充了仲景汗法，也完善了辛凉解表法。

二、暑发阳明，治从仲景

《临证指南医案·痉厥》曰："杨，暑由上受，先入肺络。日期渐多，气分热邪逆传入营，遂逼心胞络中，神昏欲躁，舌音缩，手足牵引。乃暑热深陷，谓之发痉。热闭在里，肢体反不发热，热邪内闭则外脱，岂非至急？考古人方法，清络热必兼芳香，开里窍以清神识。若重药攻邪，直走肠胃，与胞络结闭无干涉也。犀角、元参、鲜生地、连翘、鲜菖蒲、银花、化至宝丹四丸。"此乃新感温病之暑温。该患夏日感受暑温之邪，发病即阳明气分热盛，再逆传入营，热邪内闭外脱，故以至宝丹开窍醒神；《素问·至真要大论》曰："热淫于内，治以咸寒，佐以苦甘"，故用犀角、元参之咸寒，清热凉血解毒；生地甘寒，清热凉血；菖蒲带诸药入心，清心开窍；银花、连翘由里达表，透泄里热，使邪热"入营犹可透热转气"。全方共奏清营解毒、凉血开窍之效。

《金匮要略·痉湿暍病脉证治第二》曰："太阳中热者，暍是也，汗出恶寒，身热而渴，白虎加人参汤主之"。尤在泾《金匮要略心典》云："中热亦即中暑，暍即暑之气也"，中热、中暍、中暑异名同病也。

张仲景治从阳明，叶氏宗其说，用其法，变其方，加大了清热解毒、凉血开窍之功，完善了临床治暑之法。

《临证指南医案·暑兼血症》曰："朱二三，三伏中，阴气不生，阳气不潜。其头胀身痛，是暑邪初受，暑湿热必先伤气分，故舌白、口渴、身痛，早晨清爽，午夜烦蒸。状如温疟，沐浴扰动血络。宿病得时邪而来。仲景云：先治新病，后理宿病。是亦阴气先伤，阳气独发也。鲜生地、石膏、知母、元参、连翘、竹叶心、荷叶汁。"此乃新感引动伏邪，是为伏气温病。该患"宿病得时邪而来"，暑兼血症，气血两燔，故以白虎汤之君臣清气分热；生地、元参、连翘清血分热；竹叶心、荷叶汁升清降浊、清解邪热。吴鞠通《温病条辨》曰"太阴温病，气血两燔者，玉女煎去牛膝，加元参主之"，就是由此而来。

三、伏邪外透，清泄里热

《叶氏医案存真·卷二》曰："汪天植，脉数如浮，五指无力，发热自利，神识烦倦，咳呛痰声如嘶，渴喜热饮，此非足三阳实热之症。乃体属阴虚，冬月失藏，久伏寒邪，已经蕴遏化热，春令阳升，伏邪随气发泄，而病未及一旬，即现虚靡不振之象。因津液先暗耗于未病时也，今宗春温下利治。淡黄芩、杏仁、枳壳、白芍、郁金汁、橘红。"

《伤寒论》言："太阳与少阳合病，自下利者，与黄芩汤；若呕者，黄芩加半夏生姜汤主之。"该患不呕，而是发热，咳痰，肺与大肠相表里，肠热上逆犯肺，故方中加杏仁、枳壳、郁金、橘红，宣肺化痰。叶天士治新感温病常用辛凉轻剂，而治伏气温病则主以苦寒清泄里热。《临证指南医案·伏气》云："春温一证，由冬令收藏未固，昔人以冬寒内伏，藏于少阴，入春发于少阳，以春木内应肝胆也，寒邪深伏，已经化热，昔贤以黄芩汤为主方，苦寒直清里热，热伏于阴，苦味坚阴，乃正治也。"

四、秽暑吸入，内结募原

《临证指南医案·暑热阻气中痞不运》曰："某三三，秽暑吸入，内结募原，脘闷腹痛，便泄不爽，法宜芳香逐秽，以疏中焦为主。藿香梗、杏仁、厚朴、茯苓皮、半夏曲、广皮、香附、麦芽。"

该患乃秽暑吸入，内结募原，阻滞三焦气机，中痞不运，治宜芳香逐秽，以疏中焦，方用藿香正气散、二陈汤、杏朴苓合方化裁。叶天士《温热论》云："再论气病有不传血分而邪留三焦，亦如伤寒中少阳病也。彼则和解表里之半，此则分消上下之势，随症变法，如近时杏朴苓等类，或如温胆汤之走泄。"叶氏在此处所称募原者乃《温热论》所谓三焦也，名异实同。

此外，藿香、厚朴、陈皮、茯苓是吴鞠通五个加减正气散的主要药物组成，可见其方亦是源于叶氏。

五、三焦分消治伏暑

《临证指南医案·暑湿弥漫三焦》曰："张，舌白罩灰黑，胸脘痞闷，潮热呕恶，烦渴汗出，自利，伏暑内发，三焦均受，然清理上中为要。杏仁、滑石、黄芩、半夏、厚朴、橘红、黄连、郁金、通草。"

叶天士医案中，有药无方名，后世吴鞠通延用其药，命名为杏仁滑石汤。《温病条辨·中焦篇》曰："暑温，伏暑，三焦均受，舌灰白，胸痞闷，潮热呕恶，烦渴自利，汗出溺短者，杏仁滑石汤主之。"其方后注云："以杏仁、滑石、通草，先宣肺气，由肺而达膀胱以利湿；厚朴苦温而泻湿满；芩、连清里而止湿热之利；郁金芳香走窍而开闭结；橘、半强胃而宣湿化痰，以止呕恶，俾三焦混处之邪，各得分解矣。"

六、熟谙伤寒，化裁治温

（一）麻杏石甘汤及其化裁

《临证指南医案·咳嗽》曰："吴四一，咳嗽，声音渐窒。诊脉右寸独坚，此寒热客气，包裹肺俞，郁则热。先以麻杏石甘汤。又，苇茎汤。"该患"寒热客气，包裹肺俞，郁则热"乃寒包火证，故用麻杏石甘汤。一诊后表解而肺热犹存，故改用千金苇茎汤，清热化痰。

《临证指南医案·吐血》曰："某，邪郁热壅，咳吐脓血，音哑。麻杏甘膏汤加桔梗、苡仁、桃仁、紫菀。"该患咳吐脓血，乃为肺痈，故在麻杏甘膏汤清泄肺热的基础上，加千金苇茎汤之薏仁、桃仁，加桔梗者，一为桔梗汤，二乃代苇茎之上升，伍薏仁之下气，"一升一降，激而行其气血，则肉之未败者，不致成脓，痈之已溃者，能令吐出矣。"（《绛雪园古方选注》）

咳嗽案病轻，但用麻杏石甘汤，继以苇茎汤清余热既可。肺痈咳吐脓血案病重，故麻杏石甘汤、苇茎汤合方以治。

《伤寒论》第 63 条："发汗后，不可更行桂枝汤，汗出而喘，无大热者，可与麻黄杏仁甘草石膏汤。"仲景用麻杏石甘汤治疗汗下后，邪热壅肺作喘，或寒包火证。

（二）白虎汤白虎加人参汤及其化裁

《临证指南医案·痉厥》曰："蔡，暑湿热，都着气分，乃消食、苦降、滋血乱治。热炽津涸，舌板成痉。究竟邪闭阻窍，势属不稳。人参、生甘草、石膏、知母、粳米。"该患暑温夹湿伤及气分，故用白虎加人参汤，清泄暑热，益气生津。《伤寒论》第 26 条："服桂枝汤，大汗出后，大烦渴不解，脉洪大者，白虎加人参汤主之。"仲景白虎加人参汤是治疗阳明气分热盛兼有气阴两虚，叶案证机相同，故方药亦同。

《叶氏医案存真·卷二》曰："脉洪大，烦渴，汗出，阳明中暍，的系白虎汤候也。石膏、甘草、麦冬、知母、粳米。"暑温伤津，故用白虎汤清热，加麦冬滋阴生津。《伤寒论》第 176 条："伤寒脉浮滑，此以表有热，里有寒，白虎汤主之。"仲景白虎汤治疗寒邪化热入里的阳明气分四大证，叶案证同，但病机乃是暑热之邪直入阳明气分，伤津耗液，故加麦冬养阴。

（三）小柴胡汤化裁

《眉寿堂方案选存·疟疾》曰："脉弦口渴，少阳寒热乘胃劫津，可与小柴胡汤和正以解邪。小柴胡去半夏，加花粉、白芍。"该患热郁少阳，故用小柴胡汤。热伤胃津，故去半夏之温燥，加花粉以生津治口渴，白芍养阴，以缓"少阳寒热乘胃劫津"之胆胃不和。《伤寒论》第96条："伤寒五六日，中风，往来寒热，胸胁苦满，嘿嘿不欲饮食，心烦喜呕，或胸中烦而不呕，或渴，或腹中痛，或胁下痞鞕，或心下悸，小便不利，或不渴，身有微热，或咳者，小柴胡汤主之。"仲景小柴胡汤治疗少阳半表半里证。叶案为热郁少阳劫胃津，故以小柴胡汤化裁。

（四）黄芩汤及其化裁

《未刻本叶天士医案》曰："先寒后热，是属伏邪，体质阴弱，未宜发表。伏邪者，乘虚伏于里也，当从里越之，春温篇中有黄芩汤可用。黄芩汤。"该患先寒后热，是属伏邪。当从里越之。故用黄芩汤清里而透热于外。

《眉寿堂方案选存·春温》曰："温邪内伏，潮热自利。暮甚于昼者，稚年阴气浅也。仲景于暮春瘟病，内应肝胆例，黄芩汤为主。黄芩、杏仁、淡竹叶、白芍、甘草、木通。"该患温邪内伏，潮热自利，故用黄芩汤清里热以止利，加杏仁宣上，木通、淡竹叶渗下，自解决升降有序，伏热自解。

《伤寒论》第172条："太阳与少阳合病，自下利者，与黄芩汤。"仲景之黄芩汤治二阳合病之下利，清热燥湿、缓急止痛。叶案乃温邪内伏，邪热内盛，潮热自利，故黄芩汤化裁。

（五）竹叶石膏汤化裁

《眉寿堂方案选存·暑》曰："热伤肺气，烦渴便秘，但暑病忌下，尚宜甘寒生津为主。竹叶石膏汤去半夏，加玉竹。"该患烦渴便秘，但暑病忌下，故用竹叶石膏汤养肺胃之阴，通降胃气，去半夏之温燥，加玉竹甘寒生津，止渴润便。

《伤寒论》第397条："伤寒解后，虚羸少气，气逆欲吐，竹叶石膏汤主之。"仲景竹叶石膏汤治疗气阴两伤，胃气上逆。叶案暑热伤及肺胃，故用竹叶石膏汤化裁。

（六）桃核承气汤及其化裁

《叶氏医案存真·卷二》曰："脉濡涩数，至暮昏乱，身热未尽，腹痛便黑，阳明蓄血。拟仲景桃仁承气，以逐其邪。桂枝木、大黄、甘草、芒硝、丹皮、桃仁。"治疗温病阳明蓄血。《伤寒论》第106条："太阳病不解，热结膀胱，其人如狂，血自下，下者愈。其外不解者，尚未可攻，当先解其外。外解已，但少腹急结者，乃可攻之，宜桃核承气汤。"伤寒之蓄血，瘀热互结，瘀重于热。温病之蓄血，热重于瘀，故叶氏在仲景桃核承气汤的基础上加丹皮，清热凉血。嗣后，吴鞠通亦在仲景桃核承气汤基础上，去桂枝、甘草，加当归、芍药、丹皮，创桃仁承气汤，亦治疗热重瘀轻之蓄血证。

第九节 吴鞠通创新发展温病学说

吴鞠通在《温病条辨》中全面系统地论述了多种温病的辨证施治规律，他远遵《黄帝内经》之旨，"仿仲景《伤寒论》作法，文尚简要，便于记诵，又恐简则不明，一切议论，悉以分注注明，俾纲举目张，一见了然，并免后人妄注，致失本文奥义。"（《温病条辨·凡例一》）又借鉴叶天士医案中的病例，"进与病谋，退与心谋，十阅春秋，然后有得。"有感而发总结出统论温病理法方药齐备的一本标志性专著。

一、三焦为纲，病名为目

1. 开篇卷首《原病篇》把《黄帝内经》中有关温热病的论述摘录十九条，作为理论依据，"首卷历引经文为纲，分注为目，原温病之始"。

2. 创立三焦辨证体系，实则是脏腑辨证。如《温病条辨·中焦篇》曰："温病由口鼻而入，鼻气通于肺，口气通于胃，肺病逆传，则为心包；上焦病不治，则传中焦，胃与脾也；中焦病不治，即传下焦，肝与肾也。始上焦，终下焦。"《医医病书·治内伤须辨明阴阳三焦论》曰"必究上中下三焦所损何处"之定位诊断。在此基础上，又详辨伤脾阳、伤胃阳、伤脾阴、伤胃阴之定性诊断。

3.传承效法仲景之辨病与辨证相结合的方证辨证论治体系。如《温病条辨·上焦篇》曰:"太阴之为病,脉不缓不紧而动数,或两寸独大,尺肤热,头痛,微恶风寒,身热,自汗,口渴或不渴而咳,午后热甚者,名曰温病。"在病名基础上,分论了营卫气血治疗的证法方药。《温病条辨·上焦篇》法五十八条,方四十六首,如辛凉三方,气血两燔之玉女煎去牛膝加元参方(辛凉合甘寒法)、清营汤方(咸寒苦甘法)、犀角地黄汤(甘咸微苦法)等;《温病条辨·中焦篇》法一百零二条,方八十八首,外附三方,如护胃承气汤方(苦甘法)、新加黄龙汤(苦甘咸法)、宣白承气汤(苦辛淡法)等;《温病条辨·下焦篇》法七十八条,方六十四首,如加减复脉汤方(甘润存津法)、小定风珠(甘寒咸法)、大定风珠(酸甘咸法)、加减桃仁承气汤方(苦辛走络法)等。共二百三十八法,一百九十八方(以上乃吴氏自注,笔者统计全书共二百零八方,其中二首青蒿鳖甲汤名同药不同)。《温病条辨·凡例十二》云:"是书着眼处,全在认证无差,眉批:四字为通部提纲。用药先后缓急得宜。不求认证之真,而妄议药之可否,不可与言医也。"《温病条辨·凡例十三》曰:"古人有方即有法,故取携自如,无投不利。后世之失,一失于测证无方,识证不真,再失于有方无法。本论于各方条下,必注明系用内经何法,俾学者知先识证,而后有治病之法,先知有治病之法,而后择用何方,有法用而方异者,有方似同而法异者,稍有不真,即不见效,不可不详察之。"吴鞠通强调临床医生需先详察患者之病证,然后立法择方用药。

4.虽论温病,更遵伤寒,二者相辅相成。《温病条辨·凡例二》曰:"是书虽为温病而设,实可羽翼伤寒。若真能识得伤寒,断不致疑麻桂之法不可用;若真能识得温病,断不致以辛温治伤寒之法治温病。伤寒自以仲景为祖，参考诸家注述可也；温病当于是书中之辨似处究心焉。"羽翼伤寒"实则完善了中医的热病学说，创新发展了仲景论述不详的温病学说。

二、辛凉三方，透泄卫气

吴鞠通在《温病条辨》中，根据《黄帝内经》"风淫于内，治以辛凉，佐以苦甘"的治疗大法，开篇就提出辛凉平剂银翘散、辛凉轻剂桑菊饮、辛凉重剂白虎汤的辛凉三方。

白虎汤在《伤寒论》中用于表邪化热入里的阳明气分证，而在《温病条辨》中用于卫分表证。正如叶天士所云："伤寒之邪留恋在表，然后化热入里，温邪则热变最速……在表初用辛凉轻剂。"吴鞠通发展了叶天士的辛凉轻剂，将辛凉轻剂改变为辛凉重剂。既用了辛凉轻剂之"薄荷、牛蒡之属"，又用了辛凉重剂的石膏。石膏辛寒，辛能透达，寒能泄热，乃透泄之要药。

三、传承气四方，变类方八法

张仲景的大承气汤、小承气汤、调胃承气汤是用于治疗阳明腑实热证的。吴鞠通在《温病条辨》治疗中焦阳明温病引用三承气汤，但阳明温病既有腑实，又有津液耗伤，故需在通腑泄热、增水行舟的同时，兼顾其他症状。如用增液汤滋阴润肠，护胃承气汤、新加黄龙汤、增液承气汤攻补兼施。护胃承气汤护胃液而承顺胃气，增液承气汤增肠液而承顺胃气。治疗"阳明温病，下之不通，其证有五：应下失下，正虚不能运药，不运药者死，新加黄龙汤主之。喘促不宁，痰涎壅滞，右寸实大，肺气不降者，宣白承气汤主之。左尺牢坚，小便赤痛，时烦渴甚，导赤承气汤主之。邪闭心包，神昏舌短，内窍不通，饮不解渴者，牛黄承气汤主之。津液不足，无水舟停者，间服增液，再不下者，增液承气汤主之"。

其中导赤承气汤，吴鞠通注解："则以导赤去淡通之阳药，加连、柏之苦通火腑，大黄、芒硝承胃气而通大肠，此二肠同治法也。"《医宗金鉴·删补名医方论》曰："导赤散，治心热，口糜舌疮，小便黄赤，茎中作痛，热淋不利。导赤清小肠，承气清大肠，此乃二肠同治，二便分利之法。"

牛黄承气汤，吴鞠通解释安宫牛黄丸："此芳香化浊而利诸窍，咸寒保肾水而安心体，苦寒通火腑而泻心用之方也。"牛黄承气汤是由安宫牛黄丸加生大黄而成。《伤寒论》曰："伤寒，若吐，若下后，不解，不大便五六日，上至十余日，日晡所发潮热，不恶寒，独语，如见鬼状，若剧者，发则不识人，循衣摸床，惕而不安，微喘，直视，脉弦则生，涩者死，微者，但发热谵语者，大承气汤主之。"此乃阳明腑实，胃热冲心，神志不宁。仲景以承气汤通腑泄热安神。吴鞠通传承通下泻热和凉开于一法，通下清上，降浊醒神。实乃凉开之重剂也。

宣白承气汤，宣上通下，吴鞠通自注："肺气不降，而里证又实者，必喘促寸实，则以杏仁、石膏宣肺气之痹，以大黄逐肠胃之结，此脏腑合治法也。"此外"温病，三焦俱急，大热大渴，舌燥，脉不浮而躁甚，舌色金黄，痰涎壅甚，不可单行承气者，承气合小陷胸汤主之"。小承气合小陷胸汤组合而成，上中下三焦的邪实和痰热得到清泄，当与宣白承气汤鉴别使用。

吴鞠通桃仁承气汤，主治"少腹坚满，小便自利，夜热昼凉，大便闭，脉沉实者，蓄血也，桃仁承气汤主之。"《温病条辨·下焦篇》曰："热病经水适至，十余日不解，舌痿饮冷，心烦热，神气忽清忽乱，脉右长左沉，瘀热在里也，加减桃仁承气汤主之。"

张仲景桃核承气汤，主治"太阳病不解，热结膀胱，其人如狂，血自下，下者愈。其外不解者，尚未可攻，当先解其外。外解已，但少腹急结者，乃可攻之，宜桃核承气汤"。

三方均是治疗瘀热互结的下焦蓄血证。然而仲景的蓄血证是瘀重于热，而吴鞠通是热重于瘀，故去桂枝、甘草之热药，加当归、芍药、丹皮之凉血散血药，直清隐伏在阴分的瘀热。叶天士在《温热论》中云："若热邪陷入与血相结者，当从陶氏小柴胡汤去参、枣，加生地、桃仁、楂肉、丹皮或犀角等。若本经血结自甚，必少腹满痛，轻者刺期门，重者小柴胡汤去甘药，加延胡、归尾、桃仁，挟寒加肉桂，心气滞者加香附、陈皮、枳壳等。然热陷血室之证，多有谵语如狂之象，防是阳明胃实，当辨之。"说明治疗热入血室已与仲景的小柴胡汤有别，加入清热凉血之药。吴鞠通秉承叶氏之旨，拟加减桃仁承气汤，凉血散血，清热化瘀。正如注文中所云："神气乎乱，定其为蓄血，故以逐血分瘀热为急务也。"

四、开窍三方，救急醒神

《温病条辨》云："太阴温病，不可发汗，发汗而汗不出者，必发斑疹，汗出过多者，必神昏谵语……神昏谵语者，清宫汤主之，牛黄丸、紫雪丹、局方至宝丹亦主之。"

《温病条辨》安宫牛黄丸方论言："此芳香化秽浊而利诸窍，咸寒保肾水而安心体，苦寒通火腑而泻心用之方也。"

《温病条辨》紫雪丹方论言："诸石利水火而通下窍……诸香化秽浊，或开上窍，或开下窍，使神明不致坐困，而浊邪经不充复其明也……诸药用气，硝独用质者，以其水卤结成，性峻而易消，泻火而散结也。"

《温病条辨》至宝丹方论言："此方会萃各种灵异，皆能补心体，通心用，除邪秽，解热结，共成拨乱反正之功。大抵安宫牛黄丸最凉，紫雪次之，至宝又次之。主治略同，而各有所长，临用对证斟酌可也。"三方合称"温病三宝"，清热开窍，救急醒神。方中皆有麝香，能"使邪火随诸香一齐俱散也"。适用于温热内陷心包，高热烦躁，神昏谵语及小儿高热惊厥。

五、清营透热，凉血化斑

《温病条辨》曰："脉虚夜寐不安，烦渴舌赤，时有谵语，目常开不闭，或喜闭不开，暑入手厥阴也。手厥阴暑温，清营汤主之。"

吴鞠通上宗《素问·至真要大论》"热淫于内，治以咸寒，佐以甘苦"之旨，下遵叶桂《外感温热篇》"入营犹可透热转气"之意，创制清营汤，清营解毒，透热转气，主治热入营血证。

《温病条辨》云："太阴温病，不可发汗，发汗而汗不出者，必发斑疹，汗出过多者，必神昏谵语。发斑者，化斑汤主之。"

吴鞠通方后注解云："此热淫于内，治以咸寒，佐以苦甘法也。前人悉用白虎汤作化斑汤者，以其为阳明证也……本论独加玄参、犀角者，以斑色正赤，木火太过，其变最速，但用白虎燥金之品，清肃上焦，恐不胜任，故加玄参启肾经之气，上交于肺，庶水天一气，上下循环，不致源泉暴绝也。犀角咸寒，禀水木火相生之气，为灵异之兽，具阳刚之体，主治百毒蛊疰，邪鬼瘴气，取其咸寒，救肾水以济心火，托斑外出，而又败毒辟瘟也。再病至发斑，不独在气分矣，故加二味凉血之品。"

《温病条辨》云："太阴温病，气血两燔者，玉女煎去牛膝加元参主之。"玉女煎出自《景岳全书》，乃为胃热阴虚头痛、牙痛而设。方中佐熟地滋肾阴，牛膝引热下行，但清热凉血之效尚有不足，故吴鞠通去之。并言："气血两燔，不可专治一边，故选用张景岳气血两治之玉女煎。去牛膝者，牛膝趋下，不合太阴证之用。改熟地为细生地者，亦取其轻而不重，凉而不温之义，且细生地能发血中之表也。加玄参者，取其壮水制火，预防咽痛失血等证也。"

六、增补寒湿，羽翼《金匮》

吴鞠通在《温病条辨》上中下焦三篇中各设寒湿一章，以寒热为纲将湿病分为湿温与寒湿两大类。其言："湿之为物也，在天之阳时为雨露，阴时为霜雪，在山为泉，在川为水，包含于土中者为湿。其在人身也，上焦与肺合，中焦与脾合，其流于下焦也，与少阴癸水合。眉批：总纲，扼要。"

湿邪在人体弥漫三焦，上焦伤心肺，中焦困脾胃，下焦注肾膀胱。叶天士云："且吾吴湿邪害人最广……阳旺之躯胃湿恒多，在阴盛之体脾湿亦不少。"脾主湿土之质，为受湿之地，故中焦湿证最多。

（一）病因病机

《温病条辨·中焦篇·寒湿》自注中首先对寒湿予以定义："寒湿者，湿与寒水之气相搏也……体本一源，易于相合，最损人之阳气。"

病因有三：

1. "自表传来，一由经络而脏腑，一由肺而脾胃。"

2. "水谷内蕴，肺虚不能化气，脾虚不能散津，或形寒饮冷，或酒客中虚。"

3. "内外相合，客邪既从表入，而伏邪又从内发也。伤脾阳在中则不运痞满，传下则洞泄腹痛。伤胃阳则呕逆不食，膈胀胸痛。两伤脾胃，既有脾证，又有胃证也。"

（二）辨证论治

治湿者必须审在何经何脏，兼寒兼热，气分血分，而出辛凉、辛温、苦温、甘温、淡渗、苦渗之治。

1. 上焦寒湿

寒湿伤阳，形寒脉缓，舌淡，或白滑，不渴，经络拘束，桂枝姜附汤主之。此湿伤表阳，中经络者，以桂枝姜附汤温中燥湿，通行表阳。

《金匮要略·痉湿暍病脉证并治》论述湿病内容较少，却侧重风湿湿痹。但提到了"病在头中寒湿"，及"湿家身烦疼，可与麻黄加术汤发其汗为宜"。以方测证，麻黄汤发汗祛寒，白术祛湿，此方当为寒湿所致身烦疼。张仲景未涉及中下二焦，吴鞠通增补完善。

2. 中焦寒湿

（1）通阳利湿法

叶天士云："通阳不在温，而在利小便。"①半苓汤苦辛淡渗法。②四苓汤加味二方苦温淡法。③仿苓桂术甘汤之温阳化气淡渗利水而创苓姜术桂汤通阳化气运脾渗湿。"寒湿伤脾胃两阳，寒热不饥，吞酸形寒，或脘中痞闷，或酒客湿聚，苓姜术桂汤主之"。

（2）温运燥湿法

四加减正气散苦辛温法。"秽湿着里，邪阻气分，舌白滑，脉右缓，四加减正气散主之。"

五加减正气散苦辛温法。"秽湿着里，脘闷便泄，五加减正气散主之。"

五个加减正气散均有藿朴陈苓四味药化浊泻湿满，四加减正气散方中加草果芳香化浊，楂肉、神曲消食导滞。五加减正气散加大腹皮运脾气，苍术燥湿运脾，谷芽升发胃气。

（3）分消温燥合法

《温病条辨·中焦篇》曰："舌白脘闷，寒起四末，渴喜热饮，湿蕴之故，名曰湿疟，厚朴草果汤主之。"此条厚朴草果汤乃苦辛温法纯用温开。草果辛香温寒燥湿，正如吴鞠通云："温太阴独胜之寒以醒脾阳，则地气上蒸天气之白苔可除。"叶天士在《温热论》中言："彼则和解表里之半，此则分消上下之势，随证变法，如近时杏朴苓等类。"方中杏仁宣上，厚朴畅中，茯苓渗下，三焦分部而消，气走湿泄。此方合温运、燥运、分消三法一体，力宏效专。

（4）温阳化湿法

《伤寒论》第 259 条："伤寒发汗已，身目为黄，所以然者，以寒湿在里不解故也，以为不可下也，于寒湿中求之。"论述了阴黄的病证、病机及治则而无方药。宋代韩祗和在《伤寒微旨论》中首创温阳化湿法，拟茵陈四逆汤治疗阴黄，完善了阴黄的理法方药。

吴鞠通秉承其说，在《温病条辨·中焦篇·寒湿》第四七中曰："足太阴寒湿，舌灰滑，中焦滞痞，草果茵陈汤主之；面目俱黄，四肢常厥者，茵陈四逆汤主之"。

3. 下焦寒湿

（1）壮阳燥湿法

治疗虚性寒湿。"湿久不治，伏足少阴，舌白身痛，足跗浮肿，鹿附汤主之。眉批：此治湿伤肾证一法。"自注言："湿伏少阴，故以鹿茸补督脉之阳。督脉根于少阴，所谓八脉隶于肝肾也；督脉总督诸阳，此阳一升，则诸阳听令。附子补肾中真阳，通行十二经，佐之以菟丝，凭空行气而升发少阴，则身痛可休。独以一味草果，温太阴独胜之寒以醒脾阳，则地气上蒸天气之白苔可除；且草果，子也，凡子皆达下焦。以茯苓淡渗，佐附子开膀胱，小便得利，而跗肿可愈矣。""湿久，脾阳消乏，肾阳亦惫者，安肾汤主之。眉批：此治湿伤脾而并及于肾者又一法。"自注言："凡肾阳惫者，必补督脉，故以鹿茸为君，附子、韭子等补肾中真阳；但以苓术二味，渗湿而补脾阳，釜底增薪法也。其曰安肾者，肾以阳为体，体立而用安矣。"

（2）温阳逐湿法

治疗实性寒湿。"湿久伤阳，痿弱不振，肢体麻痹，痔疮下血，术附姜苓汤主之。眉批：此治湿伤脾肾两阳，由脏而及于腑者。"方中附子、干姜温脾肾之阳而化湿，茯苓、白术健脾淡渗利湿，治疗下焦寒湿所致诸证。

第二章
寒温之惑五辨

第一节 广义伤寒与狭义伤寒之辨

一、《黄帝内经》《难经》

《素问》与《灵枢》各81篇大论中涉及热性病范围较广，其中包括外感发热和内伤杂病，篇名有"热"字的《素问》有"热论篇""刺热论篇""评热病论篇""水热穴论篇"。《灵枢》有"寒热病""热病""寒热"等篇，多次用到"热病"一词，并以此名篇。

《素问·热论》提出："今夫热病者，皆伤寒之类也……人之伤于寒也，则为病热……凡病伤寒而成温者，先夏至日者为病温，后夏至日者为病暑。"说明寒邪不仅是伤寒病的病因，也是温病、暑病的病因，可见寒邪致病之广。

《黄帝内经》是将以发热为主要症状、发病急、传变快、病程较短等特点的一类疾病称为"热病"。但热病一词太宽泛不具体，所以就将"伤寒"定为外感热病的总病名。

六淫皆可导致热病，为什么以寒邪命名呢？《伤寒论·伤寒例第三》引《素问·阴阳应象大论》云："冬时严寒，万类深藏，君子周密则不伤于寒。或触冒之者乃为伤寒耳。其伤于四时之气，皆能为病，而以伤寒为毒者，以其最为杀疠之气也，中而即病，名曰伤寒。不即病者，其寒毒藏于肌骨中，至春变为温病，至夏变为暑病。暑病热极，重于温也。是以辛苦之人，春夏多温病热病者，皆由冬时触冒寒冷之所致，非时行之气也。"

寒毒为杀疠之气，不但可以引起"中而即病"的狭义伤寒，亦可以"藏于肌肤"变为温病、暑病。说明寒毒致病之重、致病之广、致病之最。具有代表性、普遍性、特殊性，故而以"伤寒"代表了六淫致病的外感热病，与其他热病相区别。

《难经·五十八难·论广义伤寒》曰："伤寒有几？其脉有变不？然：伤寒有五，有中风，有伤寒，有湿温，有热病，有温病，其所苦各不同。中风之脉，阳浮而滑，阴濡而弱；湿温之脉，阳濡而弱，阴小而急；伤寒之脉，阴阳俱盛而紧涩；热病之脉，阴阳俱浮，浮之而滑，沉之散涩；温病之脉，行在诸经，不知何经之动也，各随其经所在而取之。"明确了广义伤寒定义，并细化、具体化了伤寒五个病型，各自具有特殊的脉象和症状。

二、《伤寒杂病论》

《金匮要略·脏腑经络先后病脉证第一》云："千般疢难，不越三条：一者，经络受邪，入藏府，为内所因也；二者，四肢九窍，血脉相传，壅塞不通，为外皮肤所中也。"其一，从经入脏，即是《伤寒论》中伤寒之邪由表入里，横向六经，其二，口鼻上受，入血脉相传，即由气入血，由上而下，为后世温病学者所用。

《伤寒例》曰："凡有触冒霜露，体中寒即病者，谓之伤寒也。"此乃新感伤寒。"其冬有非节之暖者，名为冬温。"此乃新感冬温。"天有暴寒者，皆为时行寒疫也。"此乃新感时行寒疫。论中又云："若更感异气，变为他病者，当依旧坏证病而治之。若脉阴阳俱盛，重感于寒者，变成温疟。阳脉浮滑，阴脉濡弱者，更遇于风，变为风温。阳脉洪数，阴脉实大者，遇温热，变为温毒。温毒为病最重也。阳脉濡弱，阴脉弦紧者，更遇温气，变为温疫。"此乃新感引动伏邪之温病。

在《难经》的基础上，扩增了温病的病种，不但有伏寒化热、至春而发之温病，还有非时之暖的新感冬温。又有新感引动伏邪的温疟、风温、温毒、温疫。在《伤寒论》中增加了阴阳易差后劳复、食复、霍乱等。在《金匮要略》中增加了阴阳毒、痉湿暍。

由于张仲景的理论造诣之深，学术地位之高，尤其是三阴三阳辨病辨证论治体系及方证辨证理论体系的构建，具有合理性和实用性，奠定了广义伤寒的学术思想，从汉唐至今仍具有深远的指导意义。

狭义伤寒乃感寒即发的伤寒病。即《难经·五十八难》曰："伤寒有五……有伤寒……"中的"有伤寒"是也。治宜辛温散寒之病因疗法。伤于寒邪，感而即发的狭义伤寒。

第二节　广义温病与狭义温病之辨

　　所谓的狭义温病乃广义伤寒中的一种外感热病，即《难经·五十八难·论广义伤寒》所谓："伤寒有五，有中风，有伤寒，有湿温，有热病，有温病，其所苦各不同。"温病溯其源头，病名最早见于《素问·生气通天论》，其曰："冬伤于寒，春必温病。"《灵枢·论疾诊尺》曰："冬伤于寒，春生瘅热。"指出"温病"是由寒邪所致，是伏寒化热导致的，根据潜伏期长短而发热程度也不一样，以夏至日为界，前者为温热，后者为暑热，正如《素问·热论》所云："凡病伤寒而成温者，先夏至日者为病温，后夏至日为病暑。"虽然《黄帝内经》中亦有谈到新感温病，但未能被重视。相对而言《素问·热论》中的伏寒化热说，夏至日前发病影响至深，尤其是伤寒学派。

　　《难经·五十八难·论广义伤寒》中明确的分型定义，使感而即发的伤寒和伏寒化热的温病，即狭义伤寒与狭义温病各成体系。由此可见狭义温病即是广义伤寒框架内的一个分类。

　　中医经典著作中温病的定义影响了几个世纪，尤其是横跨诸国界、竖越几千年，被中医界奉为圭臬的《伤寒杂病论》中，将温病归属于太阳病中的一种类型，如《伤寒论》第6条："太阳病，发热而渴，不恶寒者，为温病。"与狭义的伤寒、狭义的中风并列于太阳病表证之一。

后世医家宗其说形成思维定式，同时由于受狭义温病的病因病机所限，后世对各种温热病只能用新感时行之邪引发伏邪发病的惯性思维和传统定义而解释，束缚了新感温病的理论体系形成与发展。

张仲景是在小冰川时代编著了《伤寒杂病论》，而随着时间、空间、人的三种变化，气候转暖，人口密集，经贸交流频繁，传染性及斑疹性疾病增多，使某些睿智的医家认识到温病的病因、病机、发病及辨证论治有其独立性。随着大量临床实践的积累，总结并提出了很多温病学说新的理论，逐渐形成独立的温病理论体系。宋代郭雍最早提出新感温病，摆脱了伏邪化热的束缚。金元时期的刘河间提出火热学说，并自拟辛凉解表法的防风通圣散、双解散治疗外感热病。吴又可创立温疫理论体系，叶天士创立卫气营血辨证理论体系，吴鞠通创立三焦辨证理论体系，尤其是《温病条辨》中开篇第一条就定义了温病，"温病者，有风温、有温热、有温疫、有温毒、有暑温、有湿温、有秋燥、有冬温、有温疟"。将温病扩大到九种，仅限于感受寒邪，感而即发的伤寒没被包括。因此认为温病从《黄帝内经》的一种逐渐发展到九种，即从狭义过渡到广义温病的概念，完善了张仲景治疗外感热病方面的不足，羽翼了伤寒。

第三节　六病与六经之辨

六经辨证始于朱肱，源于《素问·热论》。经云："伤寒一日，巨阳受之，故头项痛，腰脊强；二日阳明受之。阳明主肉，其脉挟鼻，络于目，故身热，目疼而鼻干，不得卧也；三日少阳受之，少阳主胆，其脉循胁络于耳，故胸胁痛而耳聋。三阳经络皆受其病，而未入于脏者，故可汗而已。四日太阴受之，太阴脉布胃中，络于嗌，故腹满而嗌干；五日少阴受之，少阴脉贯肾，络于肺，系舌本，故口燥舌干而渴；六日厥阴受之，厥阴脉循阴器而络于肝，故烦满而囊缩。三阴三阳、五脏六腑皆受病，荣卫不行，五脏不通，则死矣。"文中所述六日传变乃经络传变，伤寒一二三日，邪在三阳经络，病位在表，为表证。故曰"三阳经络皆受其病，而未入于脏者"。伤寒四五六日，邪由三阴经络，入脾肾肝脏，病位在里，为里证。故曰："三阴三阳、五脏六腑皆受病。"

又云："治之各通其脏脉，病日衰已矣。其未满三日者，可汗而已；其满三日者，可泄而已。"未满三日者，邪在三阳经络，为表热实证，故可汗。后三日，邪入三阴脏脉，为里热实证，通其脏脉，故可泄。

正如丹波元简："本经所论三阴病者，即仲景所谓阳明胃家实证。故下文云：其满三日者，可泄而已。仲景所论三阴病者，乃阴寒之证，此本经所未言及。"说明《黄帝内经》中的六经分证，实际是三阳三阴表里分证法，均是热实证。

朱肱在《南阳活人书》中开篇即云："治伤寒先须识经络，不识经络，如触途冥行，不知邪气之所在，往往病在太阳，反攻少阴，证是厥阴，乃和少阳，寒邪未除，真气受毙。"并于书中绘画经络图以说明经络走行。其后医家汪琥曰："仲景分六经，不出《灵枢·经脉》。""《内经·热论》一篇，乃伤寒之根本也，张仲景著《伤寒论》，其六经传变，即从此篇之文而推广之。"其以为六经为经络，出自《灵枢·经脉》，六经的传变出自《素问·热论》。嗣后延续至今。

其实朱肱绘画经络图是按照《素问·热论》中经络受邪后传变及经络反映出来的症状，并牵强移植到《伤寒论》中的六病。

张仲景的太阳病主表，在经络，故有"头项强痛而恶寒"，而阳明病之后，入里非表，故曰"胃家实"。朱肱六经，仅太阳经络症状与仲景的太阳病证相符，而阳明二日之后，名同而实异。

六经及三阴三阳名辨："六经"一词，始见于《素问·阴阳应象大论》，其曰："天气通于肺，地气通于嗌……六经为川，肠胃为海，九窍为水注之气。"《素问·气交变大论》曰："六经波荡，五气倾移，太过不及，专胜兼并，愿言其始，而有常名，可得闻乎？"《黄帝内经》全文两处"六经"皆以河川之水类比，可以看出，"六经"本意是对人体经脉的概称。而《伤寒论》全书不见"六经"二字，只提三阳三阴之病。

六经名取自《灵枢·经脉》经络之名。经络循行是由肺→大肠→胃→脾→心→小肠→膀胱→肾→心包→三焦→胆→肝→肺循环无端。

《素问·热论》作者亦取三阳三阴经络为名。张仲景也取三阳三阴为名，但非经络。名同实异。古代阴阳二字，一词多义，一词广义，一词歧义。

《素问·阴阳离合论》曰："阴阳者，数之可十，推之可百，数之可千，推之可万，万之大不可胜数，然其要一也。""愿闻三阴三阳之离合也……是故三阳之离合也，太阳为开，阳明为阖，少阳为枢。三经者，不得相失也，搏而勿浮，命曰一阳……是故三阴之离合也，太阴为开，厥阴为阖，少阴为枢。三经者不得相失也，搏而勿沉，名曰一阴。"

《素问·至真要大论》曰："愿闻阴阳之三也何谓？岐伯曰：气有多少异用也。帝曰：阳明何谓也？岐伯曰：两阳合明也。帝曰：厥阴何也？岐伯曰：两阴交尽也。"

《素问·天元纪大论》曰："愿闻其与三阴三阳之候奈何合之……故在天为气，在地成形，形气相感，而化生万物矣……气有多少，形有盛衰，上下相召，而损益彰矣……帝曰：善。何谓气有多少，形有盛衰？鬼臾区曰：阴阳之气，各有多少，故曰三阴三阳也。"

《伤寒论》的"六经"实质乃仲景借用六经之名，在阴阳二分法的基础上，三分量化阴阳，以阐述热病的表里、虚实、寒热变化，从而揭示热性病的病因、病机、病位、病性、病势，并据此分出热性病的六种病型。《伤寒论》实质是以中国传统哲学理论为指导，以辨证思维为方法，以三阴三阳六大证候群为提纲，以脉证为依据，以《汤液经》中的经方治疗为基础，融理法方药为一体，对热性病进行辨证论治的一部专著。

《伤寒论》中的"经"字多义，非独指经络而言。全书提"经"字的条文共有15条，包括了时间、空间、人的三维含义。

在时间方面，如第143条"经水适来"的女性月经周期时间。第8条言："太阳病，头痛至七日以上自愈者，以行其经尽故也，若欲作再经者，针足阳明，使经不传则愈。"此条文中三个经字，均指时间、期限、病程、阶段。如第7条云："病有发热恶寒者，发于阳也；无热恶寒者，发于阴也。发于阳，七日愈；发于阴，六日愈；以阳数七，阴数六故也。"

在空间方面，如柯韵伯在《伤寒来苏集》中曰："夫仲景之六经，是分六区地面，所赅者广，虽以脉为经络，而不专在经络上立说。凡风寒温热，内伤外感，自表及里，有寒有热，或虚或实，无所不包。"在人体方面，如第67条"发汗则动经，身为振振摇者"，经是指人体的经脉，误汗扰动气血，而出现变证。

第四节　伏邪与新感之辨

一、伏邪

（一）伏邪溯源

"伏邪学说"源于《黄帝内经》。《灵枢·贼风》云"此亦有故邪，留而未发"，指出人体感受邪气后，潜藏于体内，处于未发状态。又如《素问·生气通天论》曰："是以春伤于风，邪气留连，乃为洞泄。夏伤于暑，秋为痎疟。秋伤于湿，上逆而咳，发为痿厥。冬伤于寒，春必温病。"说明上一节气受邪，伏而不发，下一节气发病，乃为伏邪。

至汉代张仲景，《伤寒论·平脉法》中，师曰：伏气之病，以意候之，今月之内，欲有伏气。假令旧有伏气，当须脉之。《伤寒例·伤寒杂病论第四篇》曰："若更感异气，变为他病者，当依坏病证法而治之。若脉阴阳俱盛，重感于寒者，变成温疟。阳脉浮滑，阴脉濡弱，更伤于风者，变为风温。阳脉洪数，阴脉实大，更遇温热者，变为温毒。温毒，病之最重者也。阳脉濡弱，阴脉弦紧，更遇温气者，变为温疫。以此冬伤于寒，发为温病，脉之变证，方治如说。"

《伤寒论·伤寒例第三》曰："七月八月，阳气已衰，为寒所折，病热亦微。其病与温及暑病相似，但治有殊耳。"指出新感时行的温及暑，与冬伤于寒，"不即病者，寒毒藏于肌肤，至春变为温病，至夏变为暑病"的伏气化热之温病、暑病相似，而热的程度不同，治也有殊耳。

（二）伏邪病因及发病学

1. 先天遗传

《素问·奇病论》曰："人生而有病癫疾者……病名为胎病，此得之在母腹中时，其母有所大惊，气上而不下，精气并居，故令子发为癫疾也。"中医学早在两千多年前就发现了先天遗传性疾病的病因学。西医学人类基因组学的研究进展，也证明了机体遗传因素对疾病的发生发展有着重要作用。

2. 外感六淫

《素问·阴阳应象大论》曰："春伤于风，夏必飧泄；夏伤于暑，秋必痎疟；秋伤于湿，冬必咳嗽；冬伤于寒，春必病温。"人体感受六淫之邪，感而后发，潜伏期长，发病于下一季节。

3. 外感疫气

《素问·刺法论》曰："五疫之至，皆相染易，无问大小，病状相似。"

吴又可明确指出疫气非六淫之常气，而是天地间之厉气。在《温疫论·原病》中云："病疫之由，昔以为非其时有其气……余论其不然……伤寒与中暑，感天地之常气，疫者感天地之厉气。"并指出疫者具有"合门传染"的传染性。

杨栗山肯定了吴又可的观点，在《伤寒温疫条辨·论温病之原》中言："杂气者，非风，非寒，另为一种毒气。"

从《黄帝内经》的疫气，到厉气、毒气，都有"染易"和

"传染"性，这种传染性疾病的潜伏期都比较短。

4.内伤

《素问·热论》曰："病热少愈，食肉则复，多食则遗，此其禁也。"说明热病愈后禁忌，否则会引起食复。

《金匮要略·痰饮咳嗽病脉证并治第十二》中多次提到留饮、伏饮之病名，即饮邪留伏在体内而致反复发病。

《伤寒论·辨阴阳易差后劳复病脉证并治》中指出热病治愈后，需要"节饮食、慎起居"，否则过食可致食复，过劳引起劳复。

清·刘吉人在《伏邪新书》中云："感六淫而即发病者，轻者谓之伤，重者谓之中。感六淫而不即病，过后方发者，总谓之曰伏邪，已发者而治不得法，病情隐伏，亦谓之曰伏邪。有初感治不得法，正气内伤，邪气内陷，暂时假愈，后仍作者，亦谓之曰伏邪。有已治愈，而未能除尽病根，遗邪内伏，后又复发，亦谓之曰伏邪。""夫伏邪有伏燥、有伏寒、有伏风、有伏湿、有伏暑、有伏热。"把伏寒化热的狭义伏邪扩展为六淫伏邪，并把失治误治及治而未愈反复发作的内伤杂病也列属于广义伏邪范畴。

（三）邪伏部位与发病学

至虚之处，邪伏之地。

1.寒气藏于骨髓

《素问·疟论》云："温疟者，得之冬中于风，寒气藏于骨髓之中，至春阳气大发，邪气不能自出。因遇大暑，脑髓烁，肌肉消，腠理发泄，或有所用力，邪气与汗皆出。此病藏于肾，其气先从内出之于外也。"

2. 寒毒藏于肌肤

《伤寒论·伤寒例》曰："中而即病者，名曰伤寒；不即病者，寒毒藏于肌肤，至春变为温病，至夏变为暑病。"

3. 邪伏膜原

吴又可在《温疫论·行邪伏邪之别》中曰："瘟疫之邪，伏于膜原。"

4. 邪伏少阴

柳宝诒在《温热逢源》中曰："其所受之寒，无不伏于少阴。"王孟英在《温热经纬·叶香岩三时伏气外感篇》中曰："春温一证，由冬令收藏未固，昔人以冬寒内伏，藏于少阴，入春发于少阳。"

《灵枢·百病始生》曰："风雨寒热，不得虚，邪不能独伤人。卒然逢疾风暴雨而不病者，盖无虚，故邪不能独伤人。此必因虚邪之风，与其身形，两虚相得，乃客其形。"说明正气虚弱是发病的决定因素，邪气入侵是发病的致病条件。正如《金匮要略》所言："千般疢难，不越三条，一者，经络受邪入脏腑，为内所因也；二者，四肢九窍，血脉相传，壅塞不通，为外皮肤所中也；三者，房室、金刃、虫兽所伤。以此详之，病由都尽。"

（四）临证辨治

柳宝诒的《温热逢源》是论述伏邪的一部专著，书中将伏邪分为伏温从少阴初发证治、伏温由少阴外达三阳证治、伏温热结胃腑证治、伏温上灼肺金发喘逆咯血咳脓证治、伏温内燔营血发吐衄便红等证治、伏温外窜血络发癍疹喉痧等证治、伏温化热郁于少阴不达于阳、伏温化热内陷手足厥阴发痉厥昏蒙等证、伏温夹热内陷太阴发黄疸肿胀泄利等证、伏温阴阳淆乱见证错杂、伏温外夹风寒暑湿各新邪为病、伏温兼夹气郁痰饮食积瘀血以及胎产经带诸宿病等十二证治大法。

"伏温从少阴初发证治"云："用黄芩汤加豆豉、元参，为至当不易之法。"

"伏温由少阴外达三阳证治"言："太阳则恶寒发热，头项痛，腰脊强，治宜豉、芩合阳旦汤。"

"伏温热结胃腑证治"云："热在于经……此白虎证也……热结于腑……此承气证也。"

"伏温上灼肺金发喘逆咯血咳脓证治"言："热邪由肾系而上逆于肺，则见肺病……热壅于胃，上熏于膈，则热邪由胃而炎及于肺……只须清泄肺胃……古方如麻杏甘石汤、越婢、青龙、清燥救肺等方，均用石膏……轻则苇茎汤，鲜斛、鲜沙参之类。"

"伏温内燔营血发吐衄便红等证治"云："温邪化热外出，其熏蒸于气分者，为烦热、口渴等证；其燔灼于营血者，血为热扰，每每血由肺络而溢出为咳血……邪重者，宜凉血泄邪，如犀、地、栀、丹、银花、连翘、茅根、侧柏之类。血虚者，宜养血清热，如地、芍、栀、丹、阿胶、元参之类。"

"伏温外窜血络发癍疹喉痧等证治"言："治肺疹初起须兼透达者，于清营方中用牛蒡、蝉衣以透发之。古方治癍毒，用化斑汤或玉女煎之类。"

"伏温化热郁于少阴不达于阳"，用仲景之麻黄附子细辛汤及麻黄附子甘草汤透邪，加生地扶正。

"伏温化热内陷手足厥阴发痉厥昏蒙等证"云："在手厥阴则神昏谵语……在足厥阴则抽搐蒙痉。"热灼于营治宜犀角地黄汤，热郁于上治宜凉膈散，热劫心阴治宜导赤各半汤，热燔阳明之经治宜白虎汤，热结阳明之腑，治宜三承气汤，如蒙闭神明者加至宝、紫雪、菖蒲汁，若肝风升扰者加羚羊角、钩藤、石决明之类。

"伏温挟热内陷太阴发黄疸肿胀泄利等证"初起宜芳香宣化，若湿邪化燥，治宜苍术白虎汤清热燥湿。湿温在胃，治之犹易。湿热蕴脾，则症状复杂，缠绵难愈。须得缓缓疏化，用药宜轻、清、灵。可以参考叶天士上、中焦湿热各条，吴鞠通《温病条辨》及薛生白《湿热条辨》。

"伏温阴阳淆乱见证错杂""伏温外挟风寒暑湿各新邪为病""伏温兼挟气郁痰饮食积瘀血以及胎产经带诸宿病"均须辨明新感伏邪孰轻孰重，标本兼顾，虚实得宜。

论伏气温病之集大成者，当属清末民初医家何廉臣所著之《重订广温热论》一书。该书是在戴天章撰、陆九芝删订的《广温热论》基础上重订的专论伏气温病的著作。在本书的绪言中，作者明言："务使后之阅者知此书专为伏气温热而设，非为新感温暑而言。"

在"论温热四时皆有"中开篇即将温热病定义为伏气病，"温热，伏气病也，通称伏邪……此以时令别其病名也。"所论九种温热病，皆是伏气病，与吴鞠通九种温病有别。如风温一病，吴氏风温乃新感温病，而何氏风温则是风邪引动伏邪而发。

在"论温热即是伏火中"强调伏火是温热病的病因，俗称之无火不成外感。"虽其初感受之气有伤寒、伤暑之不同……无一不同归火化。"伏火又分为湿火与燥火。湿火证，发于夏至以前为湿温，夏至以后为湿热，发于霜降立冬以后为伏暑夹湿。热重于湿则发于胃肠，湿重于热则多发于肺脾。燥火证，"燥火之证治……邪必伏于血络"。邪在血分，又分实火、虚燥。实火者"从伏邪入血，血郁化火，火就燥而来"，虚燥者"从伏邪伤阴，阴虚生火，火就燥而成"。

本证疗法中强调"病本热结在里，表里俱热，自宜双解表、中、里三者之热为正治"。在兼证疗法中认为，兼风病名风温、兼寒病名冷温、兼暑病名暑温、兼湿者病名湿温、兼燥者病名温燥、兼毒者病名温毒，又有风毒秽毒之别。风毒有三型：温毒痄腮及发颐，温毒发斑、温毒喉痧。在其内服清热解毒药的同时，又用生萝卜四两、鲜青果四枚，煎汤代水饮，"其间外治之法，亦足补方药之不逮"。其中不乏运用西医的器械，如撑嘴钳、压舌片、杏仁核弯刀、喉镜、皮肤针者，"较中国喉枪、喉刀尤为便利"。秽毒者即湿温时毒，又名湿秽。另有兼疟、兼痢之八证。在夹证疗法中有夹痰水、食滞、夹气郁、夹蓄血、夹脾虚、夹肾虚、夹诸亡血、夹哮喘、夹胃痛、夹疝气十个例举。提示医者"凡遇有内伤宿病之人，更患伏气温热"，需参虚实寒热，辨证施治。

在复证疗法中，根据复之病因，分劳复，食复、自复、怒复四种。"实则易治，虚则难治，一复可治，再复不治。"在遗证疗法中，例举二十四瘥后诸证。上述复证与遗证均是遵《素问·热论》之旨："食肉则复，多食则遗，此其禁也。"多是病患余邪未尽，或调养护理不当，或不遵医嘱禁忌所致。

《重订广温热论》卷二以发表、攻里、和解、开透、清凉、温燥、消化、补益治疗八法分类，并列方举验案。

总之《重订广温热论》乃是力主伏气温病，论述新感伏气温病的鉴别，伏火的病因，辨析细腻透彻。总结前人对温热的论述，病因、证脉、治法、方药，结合自己的临证经验，论述伏气的各种治疗方法的专著。

二、新感

新感热病是指感而即发的热病，与伏气热病感而后发明显不同。

《黄帝内经》非一人一时之作，不同作者不同时期有不同观点论述，未形成统一命名。

《素问·热论》强调伏气温病，《素问·热论》曰："今夫热病者，皆伤寒之类也……人之伤于寒也，则为热病……凡病伤寒而成温者，先夏至日者为病温，后夏至日者为病暑。"后世多遵此说法，如《难经》《伤寒论》等。

而《黄帝内经》的其他观点未被重视。如《素问·风论》曰："风之伤人也，或为寒热，或为热中，或为寒中，或为疬风……风者，善行而数变，腠理开则洒然寒，闭则热而闷。"《素问·生气通天论》曰："因于露风，乃生寒热。"均说明风邪可以引起新感热病。又如《素问·调经论》曰："因于暑，汗，烦则喘喝，静则多言，体若燔炭，汗出而散。""其生于阳者，得之风雨寒暑。"指出风雨寒暑等六淫亦可引起新感热病。正如孙思邈所谓："其伤于四时之气皆能为病，而从伤寒为毒者，以其最成杀厉之气也。"张景岳云："寒盛于冬，中而即病者，是为伤寒。其不即病者，至春则名为温病，至夏则名为暑病。然有四时不正之气，随感随发者，亦曰伤寒。"四时不正之气，随感随发者，当为新感热病。

《伤寒论·伤寒例第三》曰："中而即病者，名曰伤寒。""冬有非节之暖者，名为冬温。冬温之毒，与伤寒大异。"此处所谓伤寒乃新感伤寒，而冬温是新感温病。

吴鞠通在《温病条辨》开篇引用了《素问·六元正纪大论》

所载："辰戌之岁，初之气，民厉温病。卯酉之岁，二之气，厉大至，民善暴死；终之气，其病温。寅申之岁，初之气，温病乃起。丑未之岁，二之气，温厉大行，远近咸若。子午之岁，五之气，其病温。巳亥之岁，终之气，其病温厉。"作为阐释温热病的理论依据。《素问·六元正纪大论》详述了六十甲子年的岁运及其疾病表现，并结合运气学说对温病的发生进行了周期性的预测："凡此太阳司天之政，气化运行先天……初之气，地气迁，气乃大温，草乃早荣，民乃厉，温病乃作，身热、头痛、呕吐，肌腠疮疡……凡此阳明司天之政，气化运行后天……终之气，阳气布，候反温，蛰虫来见，流水不冰，民乃康平，其病温……凡此少阳司天之政，气化运行先天……初之气，地气迁，风胜乃摇，寒乃去，候乃大温，草木早荣，寒来不杀，温病乃起，其病气怫于上，血溢目赤，咳逆头痛、血崩、胁满，肌腠中疮……三之气，天政布，炎暑至……民病热中……凡此太阴司天之政，气化运行后天……二之气，大火正，物承化，民乃和，其病温厉大行，远近咸若，湿蒸相薄，雨乃时降……凡此少阴司天之政，气化运行先天……五之气，畏火临，暑反至，阳乃化，万物乃生，乃长乃荣，民乃康，其病温……凡此厥阴司天之政，气化运行后天……二之气……阳复化，民病热于中……终之气，畏火司令，阳乃大化，蛰虫出见，流水不冰，地气大发，草乃生，人乃舒，其病温厉。"文中所述温病均乃新感温病。

《伤寒论》曰："太阳之为病，脉浮，头项强痛而恶寒。"是为新感伤寒。

《温病条辨》曰："太阴之为病，脉不缓，不紧而动数。或两寸独大，尺肤热，头痛，微恶风寒，身热自汗，口渴，或不渴而咳，午后热甚者，名曰温病。"是为新感温病。

《伤寒论》广义伤寒有五，均乃新感热病。

《温病条辨》九种温病包括了瘟疫、新感温病、伏气温病。

《重订广温热论》九种温热病全部属于伏气温病和新感引动伏邪温病。

《时病论》凡例中言："是书以《阴阳应象大论》八句经旨为纲，集四时六气之病为目，总言之先圣之源，分论之后贤之本，余论附于卷末。"按新感、伏邪分类热病。《素问·阴阳应象大论》云："冬伤于寒，春必温病；春伤于风，夏生飧泄；夏伤于暑，秋必痎疟；秋伤于湿，冬生咳嗽。"其中"冬伤于寒""春伤于风""夏伤于暑""秋伤于湿"乃新感热病；"春必温病""夏生飧泄""秋必痎疟""冬生咳嗽"乃伏邪热病。

三、新感引动伏邪

新感引动伏邪亦源于《黄帝内经》。《素问·疟论》云："温疟者，得之冬中于风，寒气藏于骨髓之中，至春则阳气大发，邪气不能自出。因遇大暑，脑髓烁，肌肉消，腠理发泄，或有所用力，邪气与汗皆出。此病藏于肾，其气先从内出之于外也。"冬中于风，寒气藏于骨髓之中，是为伏邪，"因遇大暑"乃为新感引动伏邪。《素问·痹论》云："风寒湿三气杂至，合而为痹。"又言："五脏皆有合，病久而不去者，内舍于其合也。故骨痹不已，复感于邪，内会于肾；筋痹不已，复感于邪，内会于肝；脉痹不已，复感于邪，内会于心；肌痹不已，复感于邪，内舍于脾；皮痹不已，复感于邪，内舍于肺；所谓痹者，各以其时重感于风寒湿之气也。"所谓重感，即是首次感受风寒湿邪，潜伏于体内，二次重感三邪，新感引动伏邪，发而为痹，久痹不已，内舍于脏，而成五脏痹。正如西医学的风湿性心脏病，早期感受风湿引起的风湿热，继而侵袭心脏所致。

《伤寒论·伤寒例第三》曰："更感异气，变为他病。""重感于寒，变为温疟。""更遇于风，变为风温。""更遇温热，变为温毒。""更遇温气，变为温疫。"此伏邪重感于外邪，新感外邪引动伏邪而发病之机也。

四、新感、伏邪、新感引动伏邪的区别

《重订广温热论·论温热伏气与新感不同》曰："新感温热，邪从上受，必先由气分陷入血分，里症皆表症侵入于内也。伏气温热，邪从里发，必先由血分转出气分，表症皆里症浮越于外也。新感轻而易治，伏气重而难疗。"

新感由表入里，必有表证，表寒或表热。所谓表，新感伤寒有表实、表虚之别。表实则发热恶寒无汗脉浮紧。表虚则发热恶风汗出脉浮缓。新感温病，伏邪由里出表，必有里证，里热炽盛。新感引动伏邪，外有表证，内有里热，表证里热兼有之。

《伤寒论》《温病条辨》《重订广温热论》《时病论》《重订通俗伤寒论》均是中医治疗外感热病的著作，但各书分类方法不同。如《重订通俗伤寒论》书中是以伤寒统温病，例如"风温伤寒""湿温伤寒""春温伤寒""暑湿伤寒""伏暑伤寒""秋燥伤寒""冬温伤寒"等。

新感、伏邪、新感引动伏邪三大类外感热病，其热病的命名依据，应遵循三大要素：①季节性，发病时间的不同；②病因，季节的主客气不同，侵袭人体的致病原亦不同；③症状，寒重热重、表重里重的不同。

第五节 温病与瘟疫之辨

温病一词最早见于《素问·生气通天论》，其曰："冬伤于寒，春必温病。"此乃伏寒化热的狭义温病。张仲景的《伤寒论》在《难经》的基础上，扩增了温病的病种，不但有伏寒化热、至春而发之温病，还有非时之暖的新感冬温。又有新感引动伏邪的温疟、风温、温毒、温疫。后至明清时代，温病得到发展，形成温病学说。吴鞠通在《温病条辨·上焦篇》中曰："温病者，有风温、有温热、有温疫、有温毒、有暑温、有湿温、有秋燥、有冬温、有温疟。"形成了广义温病。

《素问·刺法论》云："五疫之至，皆相染易。"提出了"五疫"的概念，《素问·本病论》中将五疫分为"木疫""火疫""水疫""土疫""金疫"。这是瘟疫最早的分类方法。

吴又可将温病、瘟疫混为一病。在《瘟疫论补遗·正名》中云："伤寒论曰：发热而渴，不恶寒者为温病；后人省'氵'加'疒'为瘟，即瘟也。如病证之证，嗣后省'言'加'疒'为症。又如滞下，古人为下利脓血，盖以泻为下利，后人加'疒'为痢。要之，古无瘟、痢、症三字，盖后人之自为变易者，不可因易其文，以温瘟为两病。"

自吴又可混温病瘟疫为一之后，附和者众，而常变之理不明，治瘟疫之书多混温病，治温病之书亦杂瘟疫。

直至清代雷丰《时病论·温瘟不同论》提出："温者，温热也；瘟者，瘟疫也；其音同而其病实属不同。殊不知温热本四时之常气，瘟疫乃天地之厉气，岂可同年而语哉！"

致病因素不同：瘟疫：天地之厉气。温热：温邪等六淫。

传变途径不同：瘟疫：口鼻而入，九传。温热：温邪上受，首先犯肺，或伏邪外透，由里出表。

邪伏部位不同：瘟疫：邪伏膜原。温热：寒毒藏于肌骨。

治疗原则不同：瘟疫：逐邪外出，吴又可提出温热疫，治以达原饮；余师愚提出湿热疫，治以清瘟败毒饮。温热：汗透泄截，清热养阴。

总之，瘟疫包括在温病中，但与温病不尽相同。主要区别在"疫"字，《素问》曰："五疫之至，皆相染易，无问大小，病状相似。"说明瘟疫能互相传染，能引起流行。而温病不能说绝对不传染，也不能说感之就会大流行，一般是温病在散发的情况下，不称为瘟疫，只有在引起大流行，而且发病急剧的情况下，才称之为瘟疫，正如清代周扬俊在《温热暑疫全书》中言："一人受之谓之温，一方受之谓之疫。"这也符合现代感染病学的分类。温病相当于感染病，而瘟疫相当于传染病，包括烈性传染病。《感染病学》（第2版全国高等学校教材，供8年制及7年制临床医学用等专业用，人民卫生出版社）说："感染病应包括一切感染因子即寄生物所致疾病，其中一部分具有传染性；而传染病属于感染病，是感染因子即寄生物所致疾病，同时具有传染性。"

第三章

纵看伤寒

自清代吴鞠通在《温病条辨》中提出了伤寒论六经，由表入里，须横看，温病论三焦，由上及下，须纵看，如此一纵一横的见解之后，此观点法逐渐地深入人心，寒温由分而合步履维艰。而伤寒的发展传变过程亦完全符合由上至下的规律，由此笔者提出"纵看伤寒"这一学术观点，即伤寒的三焦脏腑辨证。

一、伤寒的横看和纵看

　　温病的辨证方法有卫气营血辨证和三焦辨证，一者横看，一者纵看，共同构成了温病的辨证体系。作为外感热病的另一分支——伤寒，难道就只有六经辨证的横看，而无纵看吗？这显然不符合疾病的立体发展观念。伤寒乃至所有疾病的发生、发展都离不开气的升降出入运动，正所谓"非出入，则无以生长壮老已，非升降，则无以生长化收藏"，"出入"联系内外，"升降"影响上下。因此，伤寒的发展传变必然是立体的，既有从外到内的传变，即六经传变，也有由上至下的发展，即三焦传变，此二者是并行的。

　　宋本《伤寒论》首次明确地解答了我们的疑惑，《伤寒论·辨脉法》（宋本）第29条记载："寸口脉阴阳俱紧者，法当清邪中于上焦，浊邪中于下焦。清邪中上，名曰洁也；浊邪中下，名曰浑也……阴气为栗，足膝逆冷，便溺妄出。表气微虚，里气微急，三焦相溷，内外不通。上焦怫郁，脏气相熏，口烂食龂也。中焦不治，胃气上冲，脾气不转，胃中为浊，荣卫不通，血凝不流……下焦不阖，清便下重，令便数难，齐筑湫痛，命将难全。"喻嘉言认为这是论疫邪侵入的门户和疾病变化的总纲。该条文共计二百六十九字，首提清邪中上、浊邪中下的脉象和症状，次言病邪走窜表里上下，引发"上焦怫郁""中焦不治""下焦不阖"，成"三焦相溷"之病变，足见仲景对于伤寒传变规律的认识是包含三焦传变的，这一点从《伤寒论》原文屡次讲到"三焦""上焦""中焦""下焦"等亦可有所认知。

二、"纵看伤寒"源自《黄帝内经》

（一）寒气在外，则上焦不通

《素问·调经论》言："阳受气于上焦，以温皮肤分肉之间，今寒气在外，则上焦不通，上焦不通，则寒气独留于外，故寒栗。"寒邪在外，卫阳奋起抗争，卫阳受到束缚，而卫阳受气于上焦，故寒气首先侵犯上焦。《素问·宣明五气》言："肺恶寒。"《灵枢·百病始生》云："重寒伤肺。"《灵枢·邪气脏腑病形》言："形寒寒饮则伤肺。"同气相求，寒邪易于犯肺伤肺，而肺居上焦，因此，寒气袭人直接侵犯上焦。

伤寒麻黄汤证中"无汗而喘"一症是典型的上焦不通、肺气不利的表现；肺主皮毛，又开窍于鼻，桂枝汤证中"鼻鸣干呕"一症则是鼻窍壅塞、肺气不宣的表现。这都说明了"寒气在外，则上焦不通"。

《素问·调经论》又言"上焦不行，下脘不通，胃气热，热气熏胸中，故内热"，意思是上焦气机运行不畅会导致下脘的气机运行不通，出现"胃气热，热气熏胸中"等证，皆属中焦热盛之证。这段文字虽然是岐伯在向黄帝解释"阴虚则内热"的原因，但同时我们也看到了上、中二焦之间密切的联系："上焦不行，下脘不通。"

（二）伤于风者，上先受之

《素问·太阴阳明论》言："伤于风者，上先受之。"肺位至高，其合为皮，其窍为鼻，其通于喉，五脏之中，唯有肺和外界直接相通。风邪伤人，最易由皮肤鼻腔、喉咙而入肺。"上"并非简单指代"人体上部"或"头面部"，当为肺之代称。"伤于风者，上先受之"可理解为"伤于风者，肺先受之"。《中医内科学》风寒感冒的临床表现为"恶寒重，发热轻，无汗，头痛……鼻塞声重，鼻痒喷嚏，时流清涕，咽痒，咳嗽"，这些症状均属于肺、卫受邪的表现，与"伤于风者，上先受之"甚是相符。

（三）三焦膀胱者，腠理毫毛其应

《灵枢经·本脏》云："三焦膀胱者，腠理毫毛其应。"强调肌表感受寒邪，腠理毫毛闭塞，不得正常汗出，影响了水液输布和排泄，继而可造成三焦、膀胱等脏腑的功能失调，并引发其他病变。

《金匮要略》言："腠者，是三焦通会元真之处，为血气所注；理者，皮肤脏腑之纹理也。"仲景认为腠理与三焦相通，三焦中的元气和津液向外流入腠理，以濡养肌肤，并保持着人体内外气液不断交流。若卫气平和，则腠理致密，开合有度，能抗御外邪侵袭；若卫气不足，则腠理疏松，外邪得以随时侵入，直达三焦。

元·戴侗在《六书故》中这样解释"焦"字，"焦，燔之近炭也"。焦是指燔烤燃烧的过程，即能量代谢和能量转换的场所。

郝万山在戴恫认识的基础上进一步将"焦"的概念清晰化，其认为"全身处处是三焦，全身无处不三焦"。三焦气机条畅，则太阳表气调和，三焦气机失调，就有可能导致太阳表气的失和，而且进一步还可能导致全身气机失调，痰饮水湿内生。反过来，风寒之邪侵袭人体肌腠，可以导致三焦功能失调，进而逐渐地发展和传变。

综上可知，"纵看伤寒"的思想源自于《黄帝内经》。《素问·调经论》《素问·太阴阳明论》所言使我们看到了寒邪、风邪外袭，机体会直接表现为"上焦"的病变，"上焦"的病变会进而导致"中焦"气机失常。《灵枢·本脏》和《金匮要略》所言又使我们看到了在表之邪气与三焦的直接联系。因此，《黄帝内经》时期对于感受风、寒邪气后机体发展变化的认识构成了"纵看伤寒"的雏形，即伤寒三焦辨证的雏形。

三、《伤寒论》中的三焦脉络

在《伤寒论》原文中，张仲景屡次提到"三焦""上焦""中焦""下焦"，尤其是宋本《伤寒论·辨脉法》第29条明确论述了伤寒的三焦辨证，在此通过《伤寒论》原文试析《伤寒论》中的三焦脉络，即"纵看伤寒"的脉络。

仲景在第159条条文中明确区分中焦下利与下焦下利之异同，"医以理中与之，利益甚，理中者，理中焦，此利在下焦"。对于少阴寒化证（第282条），仲景以"下焦虚有寒"描述该证的病机，同时明确其病位属下焦；对于桃核承气汤证（第124条）出现的"少腹硬满"之症仲景解释以"热在下焦"，三焦定位思路明确；尤其在解释小柴胡汤的作用机理时（第230条），"上焦得通，津液得下，胃气因和，身濈然汗出而解"，全然可见仲景的辨治思路离不开三焦。这是仲景对"伤寒三焦辨证"的第一层含义的解释。

第二层含义是中焦为枢。仲景在症见"但热""不恶寒"的实证（第70条）时，强调"当和胃气"，而在症见"腹大满不通者"时（第208条），同样以"微和胃气"作为治疗大法，治以小承气汤；在描述小柴胡汤的作用机理时，仲景依然以"上焦得通，津液得下，胃气因和，身濈然汗出而解"（第230条）作解释，足见"胃"所处的中焦在疾病预后转归中的枢纽地位，胃气"和"则诸病退，显然中焦为三焦之枢。周学海也持此观点，他说理解宋本《伤寒论》第29条应"注意中焦为前后枢纽，是全章中权扼要处也，最宜着眼"，并指出"全章重在中焦不治，其上焦怫郁，下焦不阖，只是带叙，勿误作平例看"，体现了中焦不治与邪气内陷之病机，从而说明脾胃之气对疾病传变和预后的重要意义。

由上可见仲景对于伤寒纵向传变规律的认识，在《伤寒论》的原文中是有迹可循的，且思路清晰。如果说六经辨证之"横看伤寒"是《伤寒论》的一条明的规律线，那么"纵看伤寒"或许是隐藏在《伤寒论》原文中的另一条暗的规律线。

四、后世医家对"纵看伤寒"的充实完善

后世医家也看到了伤寒的这一发展规律，诸医家从不同角度，或含蓄或直接地提出了伤寒符合"纵看"的观点。罗天益、缪希雍、王好古等医家从外感邪气侵袭途径方面指出寒邪从口鼻直接侵袭人体而发病，何秀山、何廉臣、俞根初等人较为清晰地揭示出伤寒的三焦传变规律，万友生从伤寒太阳病变证中举例指出伤寒完全符合纵看，刘渡舟根据宋本《伤寒论·辨脉法》第29

条提出《伤寒论》对三焦和荣卫理论的认识对温病三焦辨证的形成意义较大。

元·罗天益提倡三焦寒热论治，他在《卫生宝鉴》的"泻热门"篇中，阐明了辨治热病有"上焦热""中焦热""下焦热"之分，在"除寒门"篇中，又论述了辨治寒病有"上焦寒""下焦寒"之别，并都提出了各自施治的方药。其理论和方药，尽管还不十分完备，但对后世研究外感热病的三焦辨证仍有一定的启迪。

元·王好古在《阴证略例·论雾露饮冷同为浊邪》一书中讲道："经云：清邪中于上焦。浊邪中于下焦。均雾露也……雾露入腹虽不饮冷与饮冷同，内伤饮冷虽非雾露与雾露同，何哉？脉皆阴而寸口小耳。"《阴证略例·活人阴脉例》中王好古又言："何谓少阴证？少阴肾之经，主脉微细，心烦但欲寐，或自利而渴。经云：一二日少阴病者，何也？谓国中病时，腠理寒，使入阴经，不经三阳也。"王好古指出伤寒不是单纯从外皮肤而入，同样也从口鼻而入。

明·缪希雍对外感热病病因的侵袭途径有所认识，认为不仅瘟疫从口鼻而入，外感风寒邪气同样也是从口鼻入于机体。缪希雍谓：伤寒瘟疫"凡邪气之入，必从口鼻，故兼阳明者独多"。由此可知，伤寒发病首先病于上，并非先伤于下而后再传于上。

清·何秀山云："尝读张仲景《伤寒论》，一则曰胸中，再则曰心中，又次曰心下、曰胸胁下、曰胃中、曰腹中、曰少腹，虽未明言三焦，较讲三焦者尤为鲜明。"胸中、心中、胃中……脏腑也，故何秀山的论述可谓首次讲明了伤寒三焦脏腑辨证的内涵。

清·何廉臣勘"张长沙治伤寒法虽分六经，亦不外三焦……

窃谓病在躯壳,当分六经形层;病入内脏,当辨三焦部分,详审其所夹何邪,分际清析,庶免颟顸之弊"。何廉臣认为伤寒既有六经辨证,也有三焦辨证,且根据病位的不同将二者加以区分,为研究《伤寒论》的医家、学者开辟了崭新的思路。

清·俞根初在《通俗伤寒论》一书中将人体分成六个层次,以说明病邪浅深与进退:"太阳经主皮毛,阳明经主肌肉,少阳经主腠理,太阴经主肢末,少阴经主血脉,厥阴经主筋膜……太阳内部主胸中,少阳内部主膈中,阳明内部主脘中,太阴内部主大腹,少阴内部主小腹,厥阴内部主少腹。"俞根初所言,可作为何秀山的补充,共同揭示了伤寒由上到下的发展规律。

万友生教授潜心研究寒温统一的外感热病理论体系六十余载,他认为"伤寒论对上、中、下三焦的纵看是很严格的"。在其1957年发表的《寒温纵横论》一文中以变证中的瓜蒂散证、栀子豉汤证、陷胸汤证、泻心汤证、五苓散证和抵当汤证为例,提出"伤寒不仅可以横看,同样也可以纵看"之言,印证了伤寒纵向传变的规律,进一步为"纵看伤寒"学术思想的提出埋下了伏笔。

伤寒大家刘渡舟教授对于宋本《伤寒论·辨脉法》第29条所载文字这样说道:"当我们看到三焦与荣卫的关系,过去是闻所未闻,这样来看,清代的三焦辨证、荣卫气血辨证是相通的。分析其来龙去脉,可以看出叶天士、吴鞠通他们对于经典著作是研究有术的,是有其渊源的,有其师承的。"刘渡舟指出,《伤寒论》中三焦与荣卫的理论认识和临床实践,为后世三焦辨证和卫气营血辨证体系的创立具有重要的影响,这从侧面说明《伤寒论》对于三焦有其明确的认识。

经由上述,"纵看伤寒"并非一人一时之想,该思想源于

《黄帝内经》，并经过后世医家不断地继承、充实以及发展和丰富。张仲景在《伤寒论》中早已渗透出其对伤寒三焦辨证的认识，只不过重视六经超过三焦而已，后人也如此传承罢了。何廉臣所云"病在躯壳，当分六经形层；病入内脏，当辨三焦部分"，并且认为中焦为枢，即中焦为三焦传变的枢纽。

五、纵看伤寒与温病之三焦辨证的异同

"纵看伤寒"的实质是三焦脏腑辨证，著名温病大家吴鞠通在清代就已提出温病的三焦辨证，且三焦辨证只适用于温病在大多数人的心中早已根深蒂固。因此，若想使得"纵看伤寒"这一学术思想获得认可，必须厘清"纵看伤寒"与温病三焦辨证的关系。

（一）病因与传变速度

《温热论》云"伤寒之邪留恋在表，然后化热入里，温邪则热变最速。"伤寒伤于风寒之邪，风寒侵袭人体后，首先会留恋在表、流窜经络，正如《素问·调经论》所云，"风雨之伤人也，先客于皮肤，传入于孙脉，孙脉满则传入于络脉，络脉满则输于大经脉"。温病感于温邪，温邪则热变最速。

伤寒和温病的致病病因差异显著，伤寒感于风寒之邪，温病感于温热之邪，由此导致了邪气在体内传变的速度有所差异，伤寒较慢，温病较快，伤寒留恋在表，温病迅速入里。

（二）遣方用药

叶天士言温病"辨营卫气血虽与伤寒同，若论治法则与伤寒大异也"。吴鞠通对伤寒与温病的治法认识较为深刻，其言"伤

寒伤人身之阳，故喜辛温、甘温、苦热，以救其阳；温病伤人之阴，故喜辛凉、甘寒、苦咸，以救其阴"。伤寒以保阳气为治疗大法，温病则以护阴津为治疗大法。

1. 上焦用药

病在上焦，伤寒以桂枝汤、麻黄汤、大青龙汤等发汗解表、祛邪止咳；以桂枝甘草汤、桂枝甘草龙骨牡蛎汤等辛温通阳。温病以桑菊饮、银翘散、白虎汤、麻杏石甘汤等轻清宣散，宣肺平喘；以凉开三宝清心开窍；以清宫汤、清营汤等清心泻热。以病在上焦心为例，伤寒是一派"寒伤阳"的临床表现，仲景治以桂枝甘草汤、桂枝甘草龙骨牡蛎汤、炙甘草汤等辛甘温阳之药；温病多为心包受邪之证，表现为神昏谵语等，治以凉开三宝、清宫汤、清营汤之品等清心开窍、清营透热。

2. 中焦用药

病在中焦，伤寒、温病都是主以承气汤类清泻胃肠实热。伤寒主以大、小、调胃三承气汤治疗中焦胃肠痞、满、燥、实、坚等症；温病在承气汤基础上加入玄参、麦冬、生地、知母等滋阴之品，演变为增液承气汤、护胃承气汤等，在清泻胃肠热证之余，兼以固护阴津。同时，吴鞠通还在中焦专设寒湿篇，补充了仲景之不足。

3. 下焦用药

病在下焦，伤寒主以四逆汤、通脉四逆汤、白通汤等温肾阳，回阳救逆；以桃核承气汤、抵当汤等泻膀胱瘀热；以当归四逆汤、当归四逆加吴茱萸生姜汤等暖肝、养血、温经。温病则主以黄连阿胶汤、加减复脉汤等滋阴退热；以大、小定风珠等滋阴息风。

以膀胱蓄血为例，《伤寒论》治以桃核承气汤，由桃仁五十个、大黄四两、芒硝二两、桂枝二两、炙甘草二两组成,《温病条辨》治以桃仁承气汤,由大黄五钱、芒硝二钱、桃仁三钱、当归三钱、芍药三钱和丹皮三钱组成。两者用药组成非常相似,但温病用药剂量远远小于伤寒,且去掉辛温助热之桂枝、炙甘草,加入了丹皮、当归、芍药滋阴凉血清热之品。以方测证,伤寒下焦蓄血证病机虽为瘀热互结于下焦,但以瘀为主,瘀重热轻,故用辛温之桂枝温通经脉,辛散血结;温病下焦蓄血证属热入营血,热重瘀轻,故以牡丹皮清热凉血,当归、芍药养血和血。

综上可知,伤寒和温病虽然都是从上至下的发病和传变,但此二者有明显的区别。首先在病因方面差别较大,一者感于寒邪,一者感于热邪;其次,由病因不同导致二者的传变速度一者慢,一者快,一者邪气留恋在表时间较长,一者邪气迅速入里;最后,二者在遣方用药等方面有所差别,一者主治以辛温、甘温、苦热救其阳,一者则主治以辛凉、甘寒、苦咸救其阴。

六、"纵看伤寒"的意义

《黄帝内经》云:"今夫热病者,皆伤寒之类也。"《难经》云:"伤寒有五,有中风,有伤寒,有湿温,有热病,有温病。"在《黄帝内经》《难经》时期,寒温并没有明显的区分,往往都是合论。到了明清时期温病学派正式创立伊始,标志着寒温分论的到来。然今时医者在治疗外感热病之时,常常莫衷一是,多半是以六经辨证论治伤寒,按照卫气营血和三焦辨证论治温病,实则温病学派发展了伤寒的辨证论治,然而医者孤立地看待这两个辨证体系已经到了影响外感热病继续向前发展的地步。从阳转阴是气化的结果,从寒转热亦然,因此寒温相争是错误的,寒、温并不矛盾,不过是随着时间、空间、人以及大生态、小生态、微生态三态的变化而变化罢了。

　　"纵看伤寒"从另一个维度指出了伤寒的发展规律和疾病的发展轨迹，也揭示了外感热病发展、传变的规律，都是横、纵双向立体传变。"纵看伤寒"的提出有助于寒温的规范化，从某种程度上而言亦有利于寒温的一统，即为寒温合论提供了新的理论素材，因为"纵看伤寒"弥补了伤寒与温病在辨证方法上的差异认知。对于推动外感热病学这门学科向前进步和发展若能有所助力，吾辈之幸事。

第四章

三纲、二化、四期辨证新观

外感热病学是中医学独具特色的一门学科，由《黄帝内经》"今夫热病者，皆伤寒之类也"和《难经》"伤寒有五，有中风，有伤寒，有湿温，有热病，有温病"的寒温合论，到以伤寒学派和温病学派正式创立为标志的寒温分论，历经千百余年，为后世留下了六经辨证、卫气营血辨证和三焦辨证三种辨治外感热病的方法，然此三种辨证方法初学者不易把握。以杨栗山、俞根初、吴坤安、雷丰等为代表的十余家清代医家提出寒温合论，现代医家如万友生、蔡六保教授等数十位也提出寒温统一论，姜良铎在《中医急诊临床研究》提到"两者可以融会贯通，真正解决历史上寒、温统一的千古难题"。然寒温如何合论，怎样统一，见仁见智。

第一节 三纲脏腑定位

一、三纲

《素问·热论》明确记载："伤寒一日，巨阳受之……二日阳明受之……三日少阳受之……三阳经络，皆受其病，而未入于脏者，故可汗而已。四日太阴受之……五日少阴受之……六日厥阴受之……其未满三日者，可汗而已；其满三日者，可泄而已。"因此，《黄帝内经》明确以三阳为表，三阴为里，在表可汗，在里可泄。

东汉张仲景所著《伤寒杂病论》在前人表里辨证基础上有所发展，增加半表半里，如148条所云："伤寒五六日，头汗出，微恶寒……此为阳微结，必有表，复有里也。脉沉，亦在里也。汗出，为阳微。假令纯阴结，不得复有外证，悉入在里，此为半在里半在外也。"形成了表、里、半表半里的三纲辨治理论（金·成无己在《注解伤寒论》中解释此条时，将"半在里半在外"称为"半表半里"，为后世所沿用），经络为表，少阳为半表半里，脏腑为里。由第230条原文"上焦得通，津液得下，胃气因和，身濈然汗出而解"，可知半表半里之少阳以足少阳胆经为主，涉及手少阳三焦经。后人宗其说，晚清徐荣斋在《重订通俗伤寒论·六经病理篇》中提出："三焦在脏腑之外，皮肤之内，故谓半表半里。"所以少阳并非只包括足经，手少阳三焦经也在其内。

刘河间倡言火热，主用寒凉，开启了以寒凉药物治疗外感热病的先河，突破了仲景法桂枝、麻黄发表之药，创制防风通圣散、双解散等表里双解之剂，实乃后世温病学派之肇始。其在《伤寒标本心法类萃》一书中，明确以表证、里证、表里证为纲，言："表里俱见之证，或半在表，或半在里之证者……有欲汗之而有里病，欲下之而表病未解；汗之不可，吐之又不可，法当和解……伤寒、中风或两感，小柴胡汤。"因此，刘河间遵从张仲景的表、里、半表半里三纲对外感热病进行辨证论治，正如《中医各家学说》评价刘河间治火热病的学术思想时所言："刘完素对热性病的治疗，或辛凉解表，或表里双解，或清热解毒，或攻下里热，或养阴退热，若邪气在半表半里者，则宗仲景之法，以小柴胡汤和解之。"

吴又可在《温疫论》一书创"杂气"学说，突破了"百病皆生于六气"的传统外感观念，并提出邪伏膜原学说，温疫之邪"所客，内不在脏腑，外不在经络，舍于夹脊之内，去表不远，附近于胃，乃表里之分界，是为半表半里，即《针经》所谓横连膜原是也"，明确了疫邪袭人先停留于膜原，即半表半里，方用达原饮治疗，故吴又可依然不离表、里、半表半里（即膜原）三纲辨证论治外感热病。在疫病传变过程中仍然遵循表里、半表半里的三纲九传模式，如"夫疫之传有九，然亦不出乎表里之间而已矣。所谓九传者，病人各得其一，谓病而有九传也……有但表不里者，有但里不表者……有先里而后表者，凡此九传，其病则一。"

清·戴天章继吴又可之后著《广瘟疫论》一书，对时疫与伤寒从气色舌神脉及兼证、夹证上进行鉴别，提出五辨之法，明确以表证、里证为纲，同时多处提到半表半里的证治，如卷之三记载："邪在半表半里，三消饮、九味羌活汤、六神通解散选用。"由此可以明确戴天章同样是以表、里、半表半里三纲辨证论治外感热病。

清·叶天士的《温热论》同样以三纲辨证法论治外感热病，在原文中明确提到表、里，如"盖伤寒之邪留恋在表，然后化热入里……肺主气，其合皮毛，故云在表"。虽未明确提到"半表半里"四字，但指出"再论气病有不传血分，而邪留三焦，亦如伤寒中少阳病也"，并提出邪在气、血之间时采取"彼则和解表里，此则分消上下"的治法，方用温胆汤，同时也运用下法治疗里结之证，如"再论三焦不得从外解，必致成里结。里结于何？在阳明胃与肠也。亦须用下法，不可以气血之分，就不可下也。"叶天士还在《温热论》中多次提及膜原，如："若舌上苔如碱者……当急急开泄，否则闭结中焦，不能从膜原达出矣。""若舌白如粉而滑，四边色紫绛者，温疫病初入募原，未归胃腑，急急透解，莫待传陷而入为险恶之病。"因此，叶氏所述的三焦与膜原即为半表半里。因此，叶天士同样采用表、里、半表半里三纲辨证论治外感热病。

清·杨栗山主张寒温合论，未明确提出外感热病的辨证方法，在《伤寒瘟疫条辨·卷二》明确提出"表证""表里兼证""里证"，对于表里兼证，杨栗山曰："表里俱见之证，疑似之间最宜详析。"同时，其在卷四这样描述升降散："温病亦杂气中之一也，表里三焦大热，其证治不可名状者，此方主之。"薛生白对湿热证的描述"湿热证，壮热烦渴，舌焦红或缩，斑疹、胸痞、自利、神昏痉厥，热邪充斥表里三焦。"补充并解释了杨栗山之"表里三焦大热"，可知，"表里兼证"是指半表半里，即三焦也。因此，杨栗山同样不离表、里、半表半里三纲辨治外感热病。

清·薛生白认为湿热病即为半表半里之证，在《湿热病篇》明文提到："湿热证，寒热如疟，湿热阻遏膜原。""膜原者，外通肌肉，内近胃腑，即三焦之门户，实一身之半表半里也。"故薛生白认为膜原为半表半里，其辨证施治仍然不离表、里、半表半里之三纲。

清·吴鞠通《温病条辨》创立三焦辨证，三焦辨证的实质是三焦脏腑定位的辨证。方药中在《方药中论医籍·温病条辨讲解》也提出："吴鞠通历引《内经》论五脏热病经文，除上述具体内容有一定借鉴意义外，主要还在于通过上述经文提示了对热病进行辨证论治的方法——按脏腑经络定位进行辨证论治。"《温病条辨·下焦篇》41条"伏暑、湿温胁痛，或咳，或不咳，无寒，但潮热，或竟寒热如疟状，不可误认柴胡证，香附旋覆花汤主之。"可知香附旋覆花汤证与仲景邪在半表半里之少阳相类似。上焦篇第43条论治湿温时提到不可汗，"汗之则神昏耳聋，甚则目瞑不欲言"，不可下，"下之则洞泄，润之则病深不解"，而治以三仁汤宣上、畅中、渗下"宣通上下"。由此进一步明确吴鞠通所述之湿温病即为半表半里之证。由中焦篇41条"暑温蔓延三焦……三石汤主之"，42条"暑温伏暑，三焦均受……杏仁滑石汤主之"，第56条"吸受秽湿，三焦分布……先宜芳香通神利窍，安宫牛黄丸；继用淡渗分消浊湿，茯苓皮汤"，以及58条、59条提到的"三焦湿郁"的证治，可以明确吴鞠通三焦的定位即为半表半里，此三焦非三焦辨证之部位三焦，而是《难经》中"水谷之道路，气之所终始也""原气之别使"的有名有形之三焦。

万友生教授提倡寒温合论，在《寒温统一论·下篇》阐述各论时，以表、半表半里、里三纲将伤寒和温病合之进行论治。

综上可知三纲辨证由张仲景首创，经后世医家不断传承，表、里、半表半里三纲辨证的脉络更为清晰，内涵更为丰富。"表"指的是经络、皮肤、肌肉、官窍、筋膜和骨等，"里"指的是脏腑实质，"半表半里"指的是少阳、膜原和三焦。

二、脏腑

脏腑是人体功能活动的核心，脏腑与脏腑之间，脏腑与全身各部之间，通过经络气血等有机联系，构成了一个统一的整体。《伤寒论》明确了六经辨证的脏腑定位，如第277条记载"自利不渴者，属太阴，以其脏有寒故也。""脏"指的是脾脏。《伤寒论》教材这样描述六经："六经，即太阳、阳明、少阳、太阴、少阴、厥阴，由于六之每一经又分为手足二经，因而总领十二经及其所属脏腑的生理功能。"太阳统膀胱及其经脉，太阳病虽属表证，但邪气循经入里之时，邪入膀胱，气化功能失职而致膀胱蓄水、蓄血证；三承气汤证病机为"胃家实"，既是阳明腑实证，同样也是胃肠燥实证；胆与三焦皆属少阳之腑，病入少阳，"口苦，咽干，目眩"等症状可知与胆腑关系密切；脾属太阴，脾阳不足而导致的下利等在六经辨证中称太阴病，在脏腑辨证属脾阳不足证；少阴统心肾，少阴寒化证的病机为心肾阳虚、阴寒内盛，少阴热化证的病机为肾阴不足、心火上炎；肝为厥阴之脏，厥阴病虽复杂，但与肝的生理特点、病理特点密切相关，如厥阴提纲证，证属寒热错杂，病机乃为肝邪犯及脾胃，吴茱萸汤证则为肝胃虚寒，浊阴上逆。

《温病学》教材认为："卫气营血辨证卫分证病位在肌表，气分证病位有胃、脾、肠、胆、胸膈的不同。""三焦辨证的重点在于阐明三焦所属脏腑的病机变化、病变部位、证候类型及性质等，可以说实质上也是一种脏腑辨证。"上焦病病位属肺与心包，中焦病病位在脾与胃，下焦病病位属肝与肾。吴鞠通在《温病条辨》明确脏腑定位的基本辨证纲领，"治湿者必须审在何经何脏"。

无论六经辨证、卫气营血辨证还是三焦辨证，此三者终不离脏腑，本文所言之"表""里""半表半里"同样与脏腑紧密相关，故言"三纲脏腑定位"。

第二节 二化气血定性

吴鞠通在《温病条辨》中明确以寒化、热化、气分、血分作为辨治的基本纲领。如《温病条辨·中焦篇·寒湿》第43条自注中明文记载:"治湿者必须审在何经何脏,兼寒兼热,气分血分。"在《温病条辨·补秋燥胜气论》第6条描述:"阳明燥证,里实而坚,未从热化,下之以苦温;已从热化,下之以苦寒。"在《温病条辨·卷四杂说·燥气论》记载:"前三焦篇所序之燥气,皆言化热伤津之证,治之以微凉,未及寒化。盖燥气寒化,乃燥气之正。"在《温病条辨·上焦篇·秋燥》54条记载:"秋感燥气,右脉数大,伤手太阴气分者,桑杏汤主之。"在《温病条辨·补秋燥胜气论》第7条描述:"燥气延入下焦,搏于血分而成症者,无论男妇,化症回生丹主之。"笔者遵从前人对外感热病临床表现的寒化、热化、气分、血分的认识,提出二化气血定性辨治观。

一、二化

伤寒感于寒邪,易从寒化,温病伤于温邪,"热变最速",此属于伤寒、温病的基本特性,不辨而明。但伤寒有热化证的证治,温病同样有寒化的证治,原因有两方面因素,其一为外因,包括感邪的性质、轻重、时间以及地域等,如叶天士所云"吾吴湿邪害人最广";其二为内因,即体质因素,如仲景在《伤寒论》中提到的"衄家""淋家""疮家""汗家""喘家""强人""酒客"等均属此列,在此不作详解。伤寒热化证、温病寒化证举例如下。

(一)伤寒热化

伤寒尽管以寒化为主,但仍有热变阳明的过程,只不过寒邪化热过程耗伤人体阳气,热变后易转入三阴经的寒化证。《伤寒论》阳明病白虎汤证和三承气汤证是不争的热化证,同时在《伤寒论》一书中也多次提到热化证,如太阳病和阳明病栀子豉汤证记载"反复颠倒,心中懊忱""烦热,胸中窒",太阳病和阳明病抵当汤证记载"其人发狂者,以热在下焦……瘀热在里故也",太阳病大陷胸汤证记载"结胸热实""热结在里"等;阳明病白虎加人参汤证记载"热结在里,表里俱热"等;少阳病小柴胡汤证记载"热入血室",大柴胡汤证记载"热结在里,复往来寒热",黄芩汤证记载"太阳与少阳合病,自下利"等;少阴病黄连阿胶汤证记载"心中烦,不得卧",猪苓汤证记载"咳而呕渴,心烦不得眠"等;厥阴病白头翁汤证记载"热利下重"等。

(二)温病寒化

薛生白《湿热病篇》第25条记载:"湿热证,身冷脉细……宜人参、白术、附子、茯苓、益智等味。"《湿热病篇》第42条记载:"痢久伤阳,脉虚滑脱者,真人养脏汤,加甘草、当归、白芍,脾阳虚者当补而兼温……若虚寒甚而滑脱者,当加附子以补阳,不得杂入阴药矣。"吴鞠通的《温病条辨·下焦篇》第57条记载:"浊湿久留,下注于肛……舌苔腐白,术附汤主之。"《温病条辨·下焦篇》第22条记载："温病脉，法当数，今反不数而濡小者，热撤里虚也。里虚下利稀水，或便脓血者，桃花汤主之。"《温病条辨·上焦篇·补秋燥胜气论》第2条记载："燥伤本脏，头微痛恶寒，咳嗽稀痰，鼻塞，嗌塞，脉弦无汗，杏苏散主之。"上面所例举的原文均为温病的寒化证。

因此，外感热病临床表现或寒或热，或寒热错杂，但终不离寒化与热化。

二、气血

"气血"首见于《黄帝内经》，《黄帝内经》对气血的阐述主要论述其生理功能、生理属性，尤其是气血的阴阳属性。如《素问·阴阳应象大论》云："阳化气，阴成形……阴阳者，血气之男女也。"气属阳、血属阴。《灵枢·营卫生会》云："清者为营，浊者为卫。"《灵枢·决气》云："上焦开发……是谓气……中焦受气取汁，变化而赤，是谓血。"《素问·生气通天论》云："阳气者……卫外者也。"《灵枢·邪客》云："营气者……化以为血……内注五脏六腑。"《素问·痹论》云："荣者……和调于五脏，洒陈于六腑。"因此，气无形、血有形，气属功能、血属物质，气主煦之、血主濡之，气主动、血主静。由以上五方面可以看出，气血的根本属性是阴阳有别。

明代著名医家张景岳认为"火证，盖其不在气即在血"，即火热之证当气血定性，二分有别。提出阳明温热，热入气分，微热之气，凉以和之，宜徙薪饮等；大热之气，寒以除之，宜抽薪饮、白虎汤等。热入血分则用犀角地黄汤清热解毒、凉血散血；热入血室则用仲景小柴胡汤加丹皮、红花、当归清热凉血、化瘀散滞。同时提出血气燔灼，大热之候，乃阳实阴虚，气实血虚之象，故创制玉女煎气血两清法。正如叶天士所云："热邪不燥胃津，必耗肾液。"治宜"玉女煎清胃救肾可也"。

叶天士传承了《黄帝内经》对气血阴阳属性的认识，创立卫气营血辨证，以气血作为温病的辨治大纲，同时明确了气分病与血分病是性质截然不同的两大病理改变。《温热论》原文记载："在卫汗之可也，到气才可清气，入营尤可透热转气……入血就恐耗血动血，直须凉血散血。""营分受热则血液受劫，心神不安，夜甚无寐，或斑点隐隐，即撤去气药。"

谷晓红认为："卫、气、营、血四期，其中卫与气统称为气分阶段，营与血统称为血分阶段，故卫气营血辨证又称作气血辨证，此为'二分法'。此卫气营血为阶段辨证，也包含病情轻重之意。此阶段辨证理论直接指导临床治疗，例如，在温病卫气阶段的治疗中，清凉之剂如银翘散和白虎汤常用，营血阶段咸寒之剂如清营汤和犀角地黄汤常用。"肖相如也认为："卫气营血的实质是气和血两个层次。"

吴鞠通遵从叶天士之说，同样以气血作为辨治大纲，其在《温病条辨·上焦篇·秋燥》第54条中说："秋感燥气，右脉数大，伤手太阴气分者，桑杏汤主之。"《温病条辨·上焦篇·补秋燥胜气论》第7条曰："燥气延入下焦，搏于血分而成癥者，无论男妇，化癥回生丹主之。"已明确提出气血之分治。《温病条辨·上焦篇·湿温寒湿》第45条说："湿温喉阻咽痛，银翘马勃散主之。"方后注云："肺主气，湿温者，肺气不化，郁极而一阴一阳之火俱结也。盖金病不能平木，木反挟心火来刑肺金。喉即肺系，其闭在气分者即阻，闭在血分者即痛也，故以轻药开之。"第46条说："太阴湿温，气分痹郁而哕者(俗名为呃)，宣痹汤主之。"《温病条辨·中焦篇·暑温》第41条说："暑温蔓延三焦，舌滑微黄，邪在气分者，三石汤主之；邪气久留，舌绛苔少，热搏血分者，加味清宫汤主之。"明确区分了气分病与血分病的证治。在《温病条辨·中焦篇·湿温》第70条指出："夏秋疸病，湿热气蒸，外干时令，内蕴水谷，必以宣通气分为要，失治则为肿胀。"在《温病条辨·下焦篇》同样也有气血分治的论述，如第27条说："妇女温病……辛凉退热，兼清血分……竹叶玉女煎主之。"第28条说："热入血室，医与两清气血……护阳和阴汤主之。"

笔者秉承前人对寒、热二化以及气血属性的认识，凝练出"二化气血定性"六字作为外感热病的辨治纲领。

第三节　四期虚实定势

谷晓红在"基于卫气营血辨证谈温病六维辨证观"中指出："病势主要指邪正对比的态势，卫分阶段正盛邪微，气分阶段邪盛而正气不衰，营分阶段邪盛正损，血分阶段邪盛正虚。吴鞠通还指出温病后期邪少虚多和纯虚无邪。故根据正邪力量之不同，治疗时扶正与祛邪比例不同。"由此可见辨病势是中医辨证论治外感热病的精髓。

一、四期

蔡六保在《寒温统一纵横》一书中将外感热病分为"病之初、中、极、末四期"进行辨治。吴银根、黄永生主编的《中医外感病证临床研究》教材将外感热病的整个发展过程划分为"发热前期和发热期、热盛期、邪盛正损期和虚衰期4个时期，以指导治疗用药"，更接近于西医学将感染病学分为"潜伏期、前驱期、症状明显期（发病期）和转归期"4期进行治疗的思维。

所有疾病都可以分为四期，笔者概括归纳为邪伏期、早期、证候明显期、转归期。

邪伏期是指致病的邪气，留存并潜伏在机体内，直至病证出现的一段时间。在这个时期正邪共生共存，自身没感觉，临床也无症状，甚则可持续终生，比如乙肝病毒携带者等。如果正胜邪负则疾病即可终止，反之邪胜正负则疾病进入早期，出现临床症状。

《黄帝内经》中的胎传病、西医学的遗传病等，都应包括在邪伏期之内。有研究表明，遗传病有 6000~8000 种，与遗传因子即"基因"相关。恶性肿瘤、心脑血管病、糖尿病等慢性病都是多基因疾病。

早期即是西医学所谓前驱期，是指邪伏期之后到开始出现特征性表现之前的一段时间。此时临床症状时隐时现，具有不稳定性，如果及早发现，治疗得当，正复邪祛则疾病不再发展。

证候明显期是指疾病出现特征性明显表现的时期。这个时期的特殊证候和体征，即是确定证型，进行辨证论治的重要依据。

转归期是指疾病最后走向终结的时期。正邪的盛衰，治疗的正确与否，决定了疾病的转归。

外感热病的病势也是按上述四期划分。特点是发病急、病程短，故早期就有临床特征性表现，如发热头痛，周身不适，或流涕，或咽痛等伴随证候，正是中医辨病辨证的表卫证期，此时采取"因其轻而扬之"表散透达外邪，防止入里化热。即早诊断、早治疗、防传变。

病势又包括发病、类型和证型、传变、转归四个方面内容。

发病是正气与邪气交争的过程和结果，是由正邪虚实所决定的。正气指人体抗病能力，邪气泛指一切致病因素。人体正气（内因）是决定疾病发生的主要依据，而致病邪气（外因）是决定疾病发生的重要条件。而发病学是研究疾病发生发展传变的一般规律和共同机理。

外感热病的发病类型有：感而即发的新感、伏而后发的伏气、新感引动伏邪、合病、并病、直中、兼变证、复证（劳复、食复、自复、怒复）等。

证型是根据致病邪气的不同、人体体质的不同、正邪强弱的不同、传变转归特点的不同、诊断治疗的得当与否等而决定的。

传变及转归包括未病防患、早期防渐、已渐防变、瘥后防复。

未病防患。"治未病"渊源于《黄帝内经》。《素问·四气调神大论》云："圣人不治已病治未病，不治已乱治未乱，夫病已成而后药之，乱已成而后治之，譬犹渴而穿井，斗而铸兵，不亦晚乎？"正如《素问·评热病论》曰"邪之所凑，其气必虚"，正虚则发病；《素问遗篇·刺法论》曰"正气存内，邪不可干"，正胜则不发病。

早期防渐。发病之初，邪正俱实，交争消长后，可出现顺传、逆传等病情变化的不同证型。如早期伤寒麻黄汤证不解，寒邪渐化热，正是叶氏所云"伤寒之邪留恋在表，然后化热入里"的"然后"渐化热阶段。在麻黄汤基础上加生石膏为大青龙汤，以清渐化之热。如已"化热入里"则宜白虎汤，直清气分之热。

已渐防变。《温热论》云："前言辛凉散风，甘淡驱湿，若病仍不解，是渐欲入营也。营分受热，则血液受劫，心神不安，夜甚无寐，或斑点隐隐，即撤去气药……急急透斑为要。"辛凉解表，病仍不解，而热渐入营分，此时当撤去气药，运用清营汤治疗营分之热。又言："或其人肾水素亏，虽未及下焦，先自彷徨矣，必验之于舌，如甘寒之中加入咸寒，务在先安未受邪之地，恐其陷入易易耳。"此二处体现出叶天士对已渐防传变的治疗思想。

瘥后防复。《素问·热论》云："病热少愈，食肉则复，多食则遗，此其禁也。"最早提出瘥后防复的注意事项。《伤寒论·辨阴阳易瘥后劳复病脉证并治》曰："大病瘥后，劳复者，枳实栀子豉汤主之。"又言："病人脉已解，而日暮微烦，已病新瘥，人强与谷，脾胃气尚弱，不能消故，故令为烦，损谷则愈。"

总之，伤于寒邪，早期病在太阳，寒邪郁闭，阳气怫郁。宜用麻黄汤开发郁结，热随汗解。若不解则邪入少阳之半表半里，宜用小柴胡汤清透之剂，透邪解表，扶正和里。若再不解，邪入阳明气分，表现四大热证，宜用白虎汤清热透达。若兼气虚明显，宜用白虎加人参汤。若出现阳明腑实证，则宜承气汤荡涤胃肠之痞满燥实坚。若伤于温邪，早期卫分正盛邪微，宜用银翘散、桑菊饮辛凉之剂，透邪外出。气分邪盛而正气不衰，宜用白虎汤。营分邪盛正损，宜用清营汤。血分邪盛正虚，宜用犀角地黄汤等。

临床中要时时顾及病势，治疗中因势利导顺势而治。正如吴鞠通在《温病条辨·治病法论》所云："治上焦如羽，非轻不举。治中焦如衡，非平不安。治下焦如权，非重不沉。"

审视病势，认证识机，先机而治。正如陆渊雷在《伤寒论今释·卷二》中说："观察证候可以测知正气抗病趋势，于是选用方药，以利导匡救。"

《素问·阴阳应象大论》中提出的分期治疗原则："因其轻而扬之，因其重而减之，因其衰而彰之。"简而言之，就是早期病轻、邪气在表的时候，使用发散轻扬之法，邪气重的时候，使用消减之法，正邪俱衰的时候，通过补益而扶正祛邪。正如李兰娟在《医学微生态学》的前言中所说："感染微生态学的提出不仅为感染的预防和控制提供了新的理论依据，还可以使人们从微生态学的角度重新审视感染的发生、发展及转归过程，改变更新了抗感染的策略，提出了由纯粹'杀菌'转向'杀菌'同时需'促菌'的感染微生态治疗新观念。""促菌"即为扶正,"杀菌"即为祛邪。

吴鞠通《温病条辨·中焦篇》曰:"凡逐邪者,随其所在,就近而逐之。"截断法是先证而治的治疗策略,发挥未病先防的优势,不仅应用于温病发热,早在仲景时期截法理论就被运用,如《伤寒论》云:"太阳病欲作再经者,针足阳明,使经不传则愈。"伤寒温病均可截,温病截断在气分,伤寒截断在少阳。无论外感温病发热还是伤寒发热,均可用截断疗法,前提是精准辨证,准确掌握疾病的传变趋势,谨防引邪入里。由外而内的新感温病发热,第一道防线在卫分,截断应在气分,早用重用金银花、连翘等清热解毒之品。麻杏石甘汤可作为温病表证之方,温邪上受,首先犯肺,出现汗出而喘,此时用麻杏石甘汤清透肺热从表出,截断邪热内陷心包,也是截断疗法的具体体现。但是伏邪温病由里达表,不可截断,只能顺势疗法,给邪以出路,向外透达,辛凉苦寒,开泄里热。伤寒发热第一道防线在太阳,截断在少阳半表半里,常用小柴胡汤,并称之为截断清透之良剂。另外,湿热病截断亦在气分,如分消走泄的三仁汤以及杏仁、厚朴、茯苓等。

二、虚实

实者,邪气旺盛,是以邪气亢盛为矛盾主要方面的一种病理状态。实证表现为一系列病理性反应剧烈、有余的证候。

虚者,正气不足,是以正气虚损为矛盾主要方面的一种病理状态。虚证表现为一系列虚弱、衰退、不足的证候。

正邪的虚实盛衰,决定了疾病的发生、发展、转归。在疾病的不同阶段,邪伏期正盛邪微,只需祛邪既可。早期气分邪盛而正气不衰，正邪交争，也只需祛邪，若兼气虚，则加人参等补益剂。证候明显期邪盛正虚，证候全面出现，需要攻补兼施，标本同治。转归期邪少虚多和纯虚无邪，阴阳气血津液均虚衰受损，需要扶正为主，兼以祛邪。

笔者总结凝练前人对病势的认识，提出"四期虚实定势"，以正邪虚实为纲，病期为目，作为辨治外感热病的纲领。

综上所述，乃为"三纲脏腑定位，二化气血定性，四期虚实定势"辨证新观的基本内涵。

第四节 辨证新观的临床意义

一、辨证新观指导治疗

辨证以论治为目的，那么"三纲脏腑定位，二化气血定性，四期虚实定势"如何指导临床论治呢？下面举例而言。

表证证治：在表之寒化证，可予麻黄汤、桂枝汤、大青龙汤，喻嘉言谓之"三纲鼎立"之方；在表之热化证，可予银翘散、桑菊饮、白虎汤辛凉三方。

在表之气分证，可予白虎汤；在表之血分证，可予犀角地黄汤合银翘散、化斑汤等。

半表半里证治：半表半里之寒化证可予小柴胡汤、柴胡桂枝汤、柴胡桂枝干姜汤；半表半里之热化证可予大柴胡汤、柴胡加芒硝汤、温胆汤、三仁汤、蒿芩清胆汤、达原饮、雷氏宣透膜原法、三石汤、杏仁石膏汤、柴胡截疟饮以及王氏连朴饮等。

半表半里之气分证可予小柴胡汤、温胆汤、三仁汤、藿朴夏苓汤、蒿芩清胆汤、达原饮、三消饮、雷氏宣透膜原法、三石汤、柴胡截疟饮、王氏连朴饮、甘露消毒丹以及一、二、三、四、五加减正气散等治疗。半表半里之血分证，可予小柴胡汤、柴胡加龙骨牡蛎汤、加味清宫汤、竹叶玉女煎、护阳和阴汤等方，"如从湿热陷入者，犀角、花露之品，参入凉血清热方中"，"湿热证……邪灼心包，荣血已耗，宜犀角、羚羊角、连翘、生地、玄参、钩藤、银花露、鲜菖蒲、至宝丹等味"，"湿热证，上下失血或汗血……宜犀角、生地、丹皮、赤芍、连翘、紫草、茜根、银花等味"。

里证证治：肺寒化证可予小青龙汤；肺热化证可予银翘散去豆豉加细生地丹皮大青叶倍玄参方等。肺气分证可予麻杏石甘汤；肺血分证可予阿胶黄芩汤等以及犀角地黄汤合银翘散等。

心寒化证可予桂枝甘草汤；心热化证可予清宫汤、清营汤、凉开三宝等；心气分证可予连梅汤；心血分证可予清宫汤送服安宫牛黄丸或至宝丹、紫雪丹、牛黄承气汤、犀角地黄汤等。

胸膈寒化证可予瓜蒂散；胸膈热化证可予栀子豉汤、凉膈散；胸膈气分证可予栀子豉汤等。

胃寒化证可予理中汤、小建中汤等；胃热化证可予化斑汤、承气汤以及玉女煎去牛膝熟地加细生地元参方。胃气分证可予白虎汤；胃血分证可予承气汤类方、犀角地黄汤、泻心汤、化斑汤、清瘟败毒饮以及玉女煎去牛膝熟地加细生地元参方等。

脾寒化证可予理中汤；脾热化证可予承气汤类方等。

胆寒化证可予茵陈术附汤；胆热化证可予小柴胡汤、茵陈蒿汤、蒿芩清胆汤；胆气分证可予小柴胡汤等。

大肠寒化证可予黄土汤；大肠热化证可予白头翁汤、赤小豆当归散、地榆散等；大肠气分证可予黄芩汤，大肠血分证可予白头翁汤等。

膀胱寒化证可予五苓散；膀胱热化证可予猪苓汤；膀胱血分证可予桃核承气汤、桃仁承气汤、抵当汤、小蓟饮子等。

肾寒化证可予四逆汤、通脉四逆汤、真武汤、附子甘草汤等；肾热化证可予黄连阿胶汤。肾气分证可予黄连阿胶汤、加减复脉汤等；肾血分证可予犀角地黄汤等。

肝寒化证可予当归四逆汤、吴茱萸汤等；肝热化证可予羚角钩藤汤；肝气分证可予逍遥散、龙胆泻肝汤等；肝血分证可予犀角地黄汤。此外，还有表里同病，表寒里热证可予大青龙汤，表里俱热可予防风通圣散、"热邪充斥表里三焦"升降散，"温病两感双解散主之，此河间补仲景温病两感之治法"，太少两感可予麻黄细辛附子汤、麻黄附子甘草汤等；气血同病可予清瘟败毒饮等气血两清之方。

二、辨证新观的意义

中医外感热病由《内》《难》二经的寒温合论，发展为伤寒与温病的寒温分论，由合而分，是细化，是发展。万友生教授在《寒温统一论》中说道："伤寒学说详于表里寒证治法而重在救阳，温病学说详于表里热证治法而重在救阴，分开来各有缺陷，合起来便成完璧。"寒温合论是整合，是简化，是规范，是"整合医学"发展的必然趋势。

笔者根据多年来诊治外感热病、钻研《伤寒》《温病》各家学术思想后总结得出"三纲脏腑定位，二化气血定性，四期虚实定势"这一外感热病的辨证思路与方法，旨在规范外感热病不同的辨证方法，执简驭繁。实际上，西医诊断感染病的思路与本文所提的"三纲脏腑定位，二化气血定性，四期虚实定势"不谋而合，以呼吸内科的咳嗽为例，首先区分上呼吸道病变还是下呼吸道病变或胸膜病变，即定位，然后通过相关辅助检查明确病因及性质，即定性，最后根据定位和定性的辨证确定治疗方案。"三纲脏腑定位，二化气血定性，四期虚实定势"这一新辨证新思路在指导外感热病的治疗方面需要长期的临床实践加以证实。

三、中西医协同治疗外感热病的展望

西医感染病学的快速发展离不开两大发现：其一，微生物的发现，推动了感染病乃至整个医学的发展，其二，抗生素的发现解决了西医感染病的治疗。随着抗生素的广泛应用，细菌耐药性成为 21 世纪全球关注的热点。抗生素耐药的全球检测报告不断指出，当下抗生素耐药情况已经非常严峻，我国细菌耐药不容乐观，必须继续加强抗菌药物临床应用的严格管控。

在中国古代由于受历史条件的限制，人们虽然未使用微观方法和实验手段观察到细菌、病毒、真菌等微生物，但中医对病原微生物的致病特点、所致疾病的发展传变规律和用药预后等均具有较为完整的理论体系，这是中医的宏观思维所决定，也正是中医药治病的特长和优势所在。刘延东副总理在《"健康中国 2030"规划纲要》中明确指出要"加快发展中医药健康服务，充分发挥中医药在治未病的主导作用，在重大疾病治疗中的协同作用，在疾病康复中的核心作用"。同时，国家科技部发布"十三五"期间中医药科研项目的重点领域（2017 年度），其中明确列出"减少抗生素应用及中药替代研究"一项，并附文"开展基于药物相互作用、增效减毒、安全性的中药与抗生素联合用药研究"。

笔者认为这是中医面临的重大机遇与挑战，对中医协同西医诊治外感热病这一重大疾病方面角度新颖，见解独到。在病因方面，温病与革兰阳性球菌菌血症 / 脓毒症的临床表现及特点相类似，伤寒与革兰阴性杆菌菌血症 / 脓毒症的临床表现及特点相类似。全国高等学校教材 8 年制《感染病学》中指出"金葡菌菌血症 / 脓毒症……起病急，寒战，弛张热或稽留热……脓点、脓疱、瘀点、多形性皮疹常见"与温病的疾病特征相类似，"革兰阴性杆菌菌血症/脓毒症……临床常以寒战开始，双峰热或间歇热，可呈相对缓脉，严重时体温不升或低于正常。脓毒性休克发生率高达20%~60%，且出现早，持续时间长"与伤寒的疾病特征相类似。

西医研究"病"的病原体、抗生素及其耐药性等，中医研究"病人"与外邪、体质和辨证论治，正是因为中西医文化背景，即研究方法等方面存在差异，所以下一步，中医要与西医学的微生物学、流行病学、感染病学等多学科深度交融，共同构建热病立体的防治新体系，我们热切期盼一个崭新的中医热病学科的格局形成。在抗击感染病、传染病等重大疾病，尤其在耐药和未明病原体的情况下，发挥中医药独到的优势，共同为人类的健康服务。

第五章
寒温融合治热病

发热是疾病状态下人体的一种常见自我保护性反应。外感发热专指感受六淫或疫毒而出现发热的一类病证，临床中最为常见。《黄帝内经》把发热归属为"病热""身热"等。《素问·热论》《素问·刺热》《素问·水热穴论》及《灵枢·热病》等，均对发热做了较为全面的论述。经过几千年的传承和发展，中医对发热的论治更为成熟。

笔者对《温热论》和《伤寒论》理论融会贯通，提出寒温融合论治外感发热性疾病的学术观点。"寒者热之，热者寒之"是针对病因的疗法，伤寒伤于寒邪，寒邪郁闭当"寒者热之"，治以辛温解表法，如麻黄汤、桂枝汤、大青龙汤辛温三方；温病伤于温邪，温邪郁闭当"热者寒之"，治以辛凉解表法，如桑菊饮、银翘散、白虎汤辛凉三方。这只是治疗外感发热性疾病的一个方面，更重要的一方面是病机治疗法。"阳气怫郁"是外感发热性疾病的总病机。张仲景《伤寒论》与刘河间《素问玄机原病式》在论及外感发热性疾病的病因时均提到"阳气怫郁"。无论伤寒还是温病，在表有寒热之别，入里发热的病机均为"阳气怫郁"。临床用药应以"汗""透""泄""截"四法为基本治疗大法，使邪气外达，临床疗效显著。

一、汗法

（一）汗法的应用源流

汗法位于八法中的第一位，是指用药物、针法、灸法、熏蒸等使患者汗出以达到治疗疾病目的的方法。刘追星将发汗法汇总为 15 种，包括：辛温开表峻汗法、开表清热峻汗法、调和营卫缓汗法、小发其汗法、针药并汗法、先其时发汗法、复汗与更汗法、升津发汗法、和解发汗法、温阳发汗法、清透发汗法、祛湿发汗法、化饮发汗法、利水发汗法、熏蒸发汗法。汗法始载于《黄帝内经》，《素问·阴阳应象大论》曰："其在皮者，汗而发之。"汗法也是治疗热病，解除表证的一种重要方法。《素问·生气通天论》曰"体若燔炭，汗出而散"，指出汗法是解表退热的治疗原则。《伤寒论》中桂枝汤、麻黄汤等辛温解表方剂以取汗而发散表寒，温病中也不乏汗解退热法。金元时期，刘河间曰："余自制双解、通圣辛凉之剂，不遵仲景法麻黄、桂枝发表之药，非余自炫，理在其中矣。"创始辛凉解表法，他认为"阳气怫郁，玄府闭塞"是发热的关键病机，"寒主闭藏，而阳气不能散越，则怫热内作故也"。张子和云："发汗亦有数种，世俗只知惟温热者可为汗药，岂知寒凉亦能汗也。"清代叶天士云："在卫汗之可也。"吴鞠通《温病条辨》云："温病亦喜汗解，最忌发汗，只许辛凉解肌。"说明汗法对温病发热也适用，宜选用辛凉解表药。吴鞠通在辛凉平剂银翘散方论中提出"温病忌汗，汗之不惟不解，反生他患"，此处忌汗是指不可辛温发汗。薛生白《湿热病篇》云"湿病发汗，昔贤有禁，此不微汗之，病必不除，盖既有不可汗之大戒，复有得汗始解之治法，临证者当知所变通矣"，说明湿热病同样可以发汗，关键在于如何把握"变通"二字。吴又可《温疫论》曰："温疫初起，先憎寒而后发热……宜达原饮……必从汗解。"

（二）伤寒温病均可汗，擅用麻黄

阳气怫郁为发热的关键病机，开发郁结为退热的重要途径。

伤寒袭表或温病早期津液未伤的发热，首选汗法，使热随汗而解。伤寒发热选用辛温之品发汗解表，如麻黄、桂枝；温病发热则选用辛凉之药透汗为要，如薄荷、石膏，或加入少量麻黄增强发散之力。

麻黄为发汗要药，具有十一大功效，包括发汗解表，宣肺平喘，利水消肿，分消表里，祛痹止痛，温通心阳，温通肾阳，消汗止痒，祛除风邪，宣通退黄，温散牝疟。第一，伤寒、温病均可用麻黄。麻黄配桂枝发汗力增，是治疗伤寒发热的常用药对。亦可用麻黄配辛凉薄荷或石膏寒温并用治疗温病表证发热。第二，有汗无汗均可用麻黄，关键在于配伍。麻黄不仅可以发汗，也能止汗，麻黄得桂枝透营达卫，温散发汗力增，麻黄得石膏发汗之力被压制，尚能止汗，如仲景治疗汗出而喘的麻杏石甘汤，治疗风水汗出的越婢汤，所以，并不是有汗不能用麻黄，配伍是关键。第三，湿温病不可用麻黄发汗，其病在脾胃，汗出不解，退而复热。汗法的关键在于"法度"，如桂枝汤煎服法所言"遍身漐漐微似有汗者宜佳，不可令如水流漓，病必不除"，麻黄汤煎服法所言"覆取微似汗"。温病亦是，且汗之程度比辛温发汗更要轻微，皮肤潮润即可，防止耗伤津液。

二、透法

（一）透法的临床应用解析

"透"在《辞海》中解释为通过、穿过、透露、透彻。朱平认为，透法不应等同为某种单一的治法，是汗、清、下、温、和等治法的综合体现。在温病治疗中则赋予了透法特定的、由内向外的、使热邪穿透皮表，并使之透彻无遗的含义，以防邪气内陷。透法的关键是调畅气机，把它等同于祛邪法和汗法均是片面的。

《黄帝内经》云"火郁发之"，开启了透法的源流。有中医治法含义的"透"字，《温热论》中有12个，如"辛凉泄卫，透汗为要"，"热未伤津，犹可清热透表"，《温病条辨》中有15个，如"无汗，脉弦甚或紧，加羌活，微透汗"，由此可见，温邪致病仍可用透法，非辛温发汗，而是辛凉解表透汗。透法不仅应用于营分证的透热转气，在温病的各个阶段均可应用，作为治疗外感发热性疾病的重要治法，为历代医家所重视。刘河间创立的防风通圣散、双解散等方，为了透达彻底，少佐辛温，如麻黄、荆芥、防风等，创立了辛温加辛凉加苦寒之品并用的治疗方法。至清代，薄荷、桑叶、菊花等辛凉透散之品以及银翘散、桑菊饮等方的创立发展完善了透法的临床应用。叶天士《温热论》云："温疫病初入膜原，未归胃府，急急透解。""若无汗恶寒，卫偏胜也，辛凉泄卫，透汗为要。"这些更加具体地指出温病卫分之透法。雷丰在《时病论》中更明确地提出清凉透邪法，方用鲜芦根、石膏、连翘、竹叶、淡豆豉、绿豆衣等寒凉药物，使邪随汗而解。近代名医丁甘仁提出"烂喉痧以畅汗为第一要义"，此畅汗并非以发汗为方法和目的，不是运用辛温升散之品强取其汗，而是以辛凉透泄法，使邪从汗透、热随汗泄。

张仲景的辛凉解表法乃辛温之品加辛凉的石膏，如麻杏石膏汤、大青龙汤，叶天士乃运用仲景组方之法而不用其药，去其辛温之品，选择纯粹的辛凉透达药，使伤寒之"发汗"法过渡到温病之"透汗"法，完善了仲景汗法，也完善了辛凉解表法。温邪达气分，仍可用辛寒透气之品，宣透热邪。叶天士云："若其邪始终在气分流连者，可冀其战汗透邪"，又有"热未伤津，犹可清热透表"，指出透法在气分证应用的论据。白虎汤药物辛寒清透，能透热邪出肌表，为清透气分温热的主方。热入营分尚浅，亦可根据时机，在清营养阴的基础上配合透法，效如桴鼓。叶天士云："入营犹可透热转气。"董建华在论治热入营分不甚而致发热等疾病时，多用透泄药物，常取得不错疗效。但如果温邪入营较深，当谨慎用药，不应单纯透泄，多以清营养阴为主，辅以清透邪热。热邪入血分，仍然可以佐以透法，助邪外出，故有"急急透斑为要"，顺势利导。又如青蒿鳖甲汤用于治疗温病后期，是正虚邪恋的主要方剂，其中青蒿在此用意为透邪外出。需要注意的是，热病后期不能单纯使用苦寒泻火伤阴之品，以防病情加重。

（二）伤寒温病均可透，妙用石膏配麻黄

透法广泛应用于一切外感发热性疾病。无论伤寒还是温病发热，实际都为郁热所致，因此开其郁闭，透热外出，给邪以出路，阻断疾病入里至关重要。汗法和透法有类似之处，亦不难辨别。汗法主要通过麻黄、桂枝、薄荷等发汗药物使热邪随汗液从表皮而解，主要用于表证；透法主要用金银花、连翘、石膏等辛凉透达药调畅气机，疏通表里，使邪气有外达之机，表里皆可透。

外感温病，由外及里，达卫气营血阶段都可透热出表。卫分阶段的辛凉解表，气分阶段的清气，营分阶段的清营透热转气，血分阶段的透斑法都体现了透法的应用。第一，反对温病禁用麻黄的观点。循刘河间之法，把麻黄灵活运用到治疗热病的透法中。麻黄辛温，用于外感温病所致的发热，岂不更助热邪？麻黄辛温透表络，辛寒的石膏亦为透之良药，又恰能佐制麻黄的温性保留其辛散之力，此时麻黄反而助石膏透热之效，相得益彰。麻

黄配石膏是笔者在透法中最常用的组合。第二，对于邪在卫气营血的各个阶段，包括气营两燔、气血两燔，均可使用石膏。对于何时使用麻黄配石膏，只要在邪入营分之前，未见斑疹，均可灵活使用。需要注意的是，《伤寒论》中麻黄去节，煎煮时去上沫，麻黄饮片去节者少，且煎煮时鲜有去其上沫者，石膏的用量是麻黄的 10 倍到 20 倍方可佐制其温性，以克制麻黄的发汗之功，使其方剂变为辛凉解表剂，麻黄之温又可防石膏之冰伏。第三，常把麻黄作为肺与皮毛的引经药，引经作用比其他辛凉解表药物都强。临证中，对邪在卫分的发热伴有微恶风寒者，以辛散透郁为要，避免使用苦寒药物，防止寒闭腠理，以轻清宣透的银翘散、桑菊饮等辛凉透邪。对邪在气分的无畏寒的高热，常用麻杏石甘汤、白虎汤治疗，麻黄配石膏，轻清宣散，透达外泄。对表现为身热夜甚、心烦谵语的邪热入营或气营两燔的发热，治以清热凉营透络，多用清营汤配石膏透营转气出卫。对邪入血分的高热昏谵，治以清热解毒透邪，神昏谵语重者配以开窍透邪，常用清瘟败毒饮同时重用水牛角，清热凉血的同时透达热邪，或加青蒿清骨透络，重者予以安宫牛黄丸、紫雪丹、至宝丹"凉开三宝"之类开窍透络，给邪以出路。"斑为阳明热毒，疹为太阴风热"，透斑法治疗斑疹，用药主以化斑汤等清透肺胃之品透热外达，以及水牛角、牡丹皮、丹参和清营汤、清瘟败毒饮等透络泄热，急急透斑。

三、泄法

（一）泄法的临床运用源流

泄法是指通过各种方式使邪有出路、泄热外出，常用的方式为宣透、淡渗、通腑、导滞、散瘀等。《素问》中共有十二篇提及"泄"字，《素问·热论》记载"其满三日者，可泄而已"，该"泄"为泄热之意，其余十一篇"泄"字之意或为泄泻或为疏泄。《伤寒论》原文仅一处提及"泄"字，第117条桂枝加桂汤"以能泄奔豚气也"，此为疏泄、泄邪气之意。本文所谓"泄法"正式创立于后世温病学派，叶天士指出，邪在卫气营血均可用泄法。同样，由温热病邪引起的发热，均可用泄法。邪在卫分，辛凉泄卫，透汗为要，银翘散主之。《黄帝内经》和《温热论》均有"透泄"之意的描述，如"汗而发之""透热转气"。吴瑭《温病条辨》中理解"透泄"更为透彻，在立法处方、选药、药量、煎煮上都体现轻清透泄思路。《温热论》云："其中有外邪未解，里先结者……宜从开泄，宣通气滞，以达归于肺，如近俗之杏、蔻、橘、桔等，是轻苦微辛，具流动之品可耳。"所以开泄法是为上焦气滞而设，开宣肺气以条畅上焦气机。《温热论》第10条曰："再人之体，脘在腹上，其地位处于中，按之痛，或自痛，或痞胀，当用苦泄，以其入腹近也……是轻苦微辛，具流动之品可耳。"可见当湿热或者湿阻中焦，可用苦寒清化降泄或轻苦微辛开泄之法。分消走泄是叶天士开创的治疗湿温阻滞三焦的重要法则，如《温热论》曰："再论气病有不传血分，而邪留三焦，亦如伤寒中少阳病也。彼则和解表里之半，此则分消上下之势，随证变法，如近时杏、朴、苓等类，或如温胆汤之走泄。"当邪热与有形实邪搏结肠腑，应以苦寒通腑泄热，吴鞠通的"五大承气汤"，完善了导泻法，使热邪随有形实邪外出。另外，还有轻清宣泄胸膈，栀子豉汤主之；辛寒清泄达表，白虎汤主之；苦寒宣透降泄，凉膈散主之。均体现了温热达气分用泄法论治。温热达营血仍可用泄法。《温热论》第32条曰："若夹斑带疹，皆是邪之不一，各随其部而泄。"体现了邪入营血用泄法之理。另外，叶天士还擅透泄同用，卫气同病，泄卫透汗；卫营同病，泄卫透营；湿遏热伏，泄湿透热。由《黄帝内经》到《伤寒论》再到清代诸般著作，泄法日臻完善。

（二）上中下焦均可泄，透邪外出泄邪热

泄法也是论治外感发热性疾病常用的方法。泄法的关键是给邪气打通出路，畅通气机，泄热祛邪。运用泄法的特点是寒温并用，而不拘于伤寒、温病。根据邪热分布的部位以及深浅的不同，临床应选用不同的泄法，上焦主以透泄法、开泄法，中焦主以苦泄法、走泄法，下焦主以渗泄法。邪热与有形实邪结于肠腑选用导泄法，暑病后期余邪未尽、心肾两伤，常用酸泄法，温热夹湿者，多以甘淡凉泄法。当邪在上焦或卫气分，病位较浅，透泄表邪，常用透泄法，因"肺位最高，药过重则过病所"，故"治上焦如羽，非轻不举"，用药宜轻薄，以桑菊饮、银翘散、薄荷等为常用方药，甚则用麻黄之辛以助之，去性取用，寒温并用，防冰遏凉伏。

人体汗出分为显汗和不显汗两种情况，汗法属于前者，而透泄法属于后者。透泄多用于温热病、湿热病。邪在中焦或气分，常用苦泄法、走泄法。苦泄法适用于湿热、痰热互结，气机郁滞，热重湿轻之证。若证偏痰热，病及于胸者，可用小陷胸汤；偏于湿热、中焦气滞者宜王氏连朴饮。

分消走泄法是常用的治法，此法应分解为"分部而消，气走湿泄"八个字。分部而消即根据邪热分布的部位以及深浅的不同，选用不同的泄法，气走湿泄即气机通畅使湿有出路，提示使用泄法须注重通畅气机，主以三仁汤、温胆汤、王氏连朴饮等方

药。邪在下焦，尤其是湿热阻于下焦者，运用渗泄法，"分解湿热"，泄下里邪，多取藿朴夏苓汤、三仁汤以及杏朴苓类等方药。凡温热夹湿者，皆可于辛凉清泄之中加入芦根、滑石、冬瓜仁、生薏苡仁等，即甘淡凉泄法，"渗湿于热下"，使邪有出路。暑病后期暑热久羁，耗伤肾阴，余邪未尽，心肾两伤的暑伤心肾证，笔者常用酸泄法，即酸苦泄热法，泄热存阴。另外，导泄法（承气汤类）治疗邪热与有形实邪如燥屎、湿滞、瘀血等互结于肠腑之证，不论气、营、血分及上、中、下三焦各个病变阶段。临床运用宣白承气汤、桃核承气汤等导泄法治愈了多位肺内感染、颅内感染引起高热不退伴有便秘的危急重症患者。总之，如叶天士所言"邪之不一，各随其部而泄"。

四、截断法

（一）截断疗法的临床应用源流

姜春华指出截断疗法是指针对病因，直捣病巢，祛除病邪或者拦截病邪深入，阻止疾病突变，截断疾病的发展蔓延。它是在温病卫气营血辨证的基础上，早用、重用清热解毒药截断病情深入的手段，是治疗外感发热性疾病的重要法则。随着医学的发展，截断疗法范围扩大，包括汗散祛邪、苦寒直折、通腑攻下、活血破瘀、消解剧痛、截止亡血、降蒇平逆、醒神开窍、扶正固脱等。清·赵学敏的《串雅》内外编记载："顶、串、截为走方医三大法。""截，绝也，使其病截然而止。"迅速阻止疾病发展进程而取效的方法都可以称为截法，载有九顶十三串，七十二截。截断法是先证而治的治疗策略，发挥未病先防的优势，不仅应用于温病发热，早在仲景时期截法理论就被运用，如《伤寒论》云："太阳病欲作再经者，针足阳明，使经不传则愈。"吴鞠通清营汤中的水牛角、牡丹皮、黄连、连翘、生地、麦冬、竹叶等清营解毒之药都体现了温病发热的截断疗法。姜春华在20世纪70年代提出防治温病要用截断的理论，提出叶天士在卫气分用药太轻，引起病邪入里，"逆传心包"，错过了治疗机会。姜春华主张早用、重用清热解毒之品，是截断病情发展的关键，在临床治疗发热性疾病擅用清热解毒药，取得满意的临床疗效。但是需要注意的是，截断疗法也是在辨证、辨病的基础上进行的，熟知疾病的发展趋势，提前预防，不能盲目运用，如《伤寒论》反复提到的，没有发展趋势而过早运用某法导致的误下、误汗、误吐，适得其反。因此，了解疾病的转归及具体适应证是治疗疾病的关键。

（二）伤寒温病均可截，温病截断在气分，伤寒截断在少阳

无论外感温病发热还是伤寒发热，均可用截断疗法，前提是精准辨证，准确掌握疾病的传变趋势，谨防引邪入里。由外而内的新感温病发热，第一道防线在卫分，截断应在气分，早用重用金银花、连翘等清热解毒之品。此外麻杏石甘汤可作为温病表证之方，温邪上受，首先犯肺，出现汗出而喘，此时用麻杏石甘汤清透肺热从表出，截断邪热内陷心包，也是截断疗法的具体体现。但是伏邪温病由里达表，不可截断，只能以顺势疗法，给邪以出路，向外透达，辛凉苦寒，开泄里热。伤寒发热第一道防线在太阳，截断在少阳半表半里，常用小柴胡汤，并称之为截断清透之良剂。另外，湿热病截断亦在气分，如分消走泄的三仁汤以及杏仁、厚朴、茯苓等。

五、结语

外感发热性疾病是临床常见的疾病。"三纲脏腑定位，两化气血定性，四期虚实定势"这一辨治热病的新思路，将寒温统于一个既有定位又有定性的框架之内进行辨证论治，以期完善外感热病的辨证体系，用药方面不局限于"热者寒之，寒者热之"，寒温统一、结合运用更切实际。根据发热性质、病邪深浅、病变脏腑的不同，辨证选用汗透泄截等治法，给邪以出路，但目前很多疾病的病因错综复杂，往往需多种方法联合运用。治疗外感发热性疾病，需抓主证，识病机，方证相应，有是证则用是方，灵活运用汗透泄截四法治疗外感发热性疾病，但并不拘于伤寒、温病的一方一法，强调寒温并用，以法统方，以法统药。

第六章

方药琐谈

第一节　伤寒辛温三方与温病辛凉三方

一、伤寒辛温三方

喻嘉言曾在《医门法律》一书中运用伤寒"三纲鼎立"说阐述了桂枝汤、麻黄汤、大青龙汤三方作用之不同，提示这三方对于伤寒解表的重要性，后人对此解释者寡。本书首提"辛温三方"，可以说源于"三纲鼎立"说，但并非其延续，意在与辛凉三方做对比，使我们清晰地看到伤寒与温病在早期治疗上的截然不同。

《素问·阴阳应象大论》记载："其在皮者，汗而发之。"汗法也是治疗热病、解除表证的一种重要方法。《素问·生气通天论》云"体若燔炭，汗出而散"，指出汗法是解表退热的治疗原则。《伤寒论》中桂枝汤、大青龙汤、麻黄汤这辛温三方就是辛温发汗解表的代表方剂，以取汗而发散表寒。

（一）辛温轻剂桂枝汤

桂枝汤的煎服法是"服已须臾，啜热稀粥一升余，以助药力"，同时"温覆令一时许，遍身漐漐微似有汗者益佳，不可令如水流漓，病必不除"。结合《伤寒论》第16条"桂枝本为解肌"，可知桂枝汤本为调和营卫，并无发汗之用。由小建中汤、桂枝加芍药汤以及桂枝加大黄汤亦可知桂枝汤的功效本为调和营卫，否则，桂枝汤原方组成未变，仅加重芍药用量便可用于治疗"腹满时痛"是解释不通的。

桂枝汤的功效可归纳为调和营卫四个字。药后啜热稀粥，意在以粥热助辛性发汗药的发散之力，以粥体益脾胃而助作汗之源，吴鞠通用鲜芦根煎煮银翘散，其意相似。银翘散本为散剂，可直接以水送服。吴氏用鲜芦根汤煎服，就是要以汤水热力助药力开表气，又以汤水补充汗源。而以粥汤等物益汗源的思想表现得最为突出的当为温病治疗战汗。战汗为温病邪恋气分不解，而正气奋起祛邪外出的表现。在汗后邪气未退而正气不衰时，叶天士提出"法宜益胃"，即"灌溉汤水"，如米汤、白水、五汁饮（麦冬汁、荸荠汁、梨汁、藕汁、鲜苇根汁）等物，以疏瀹气机，使邪气松达，邪与汗并，得以通泄，又可补养胃气，濡养阴液，以助汗源，"望其再战"祛邪。

治疗外感病，应以微微汗出为营卫调和，邪气外透的标志，正所谓"遍身漐漐微似有汗者益佳"。因此，后世温病学家受其影响，指出治疗温病表证在使用银翘散、藿朴夏苓汤后，见微微汗出才是邪随汗出、湿开热透的标志。且"微微汗出"这一药后指征并不仅仅用于外感病，内伤杂病药后阴阳平衡、气血和调也可见微微汗出。又如现在流行的长走锻炼法。锻炼的效果不是以走路的距离和速度来衡量的，而是当达到"遍身微似有汗"，即周身微汗出，才说明气机通行，血脉条畅，营卫气血调和，又不过于疲劳，加重机体负担，这样才真正起到锻炼的效果。

（二）辛温平剂大青龙汤

桂枝汤、麻黄汤各作为辛温三方之一毋庸赘言，本书为何把大青龙汤作为辛温三方之一？其原因在于大青龙汤体现的恰好是叶天士在《温热论》中所言的"盖伤寒之邪留恋在表，然后化热入里"。温病从辛凉轻剂桑菊饮，到辛凉平剂银翘散，接着再到辛凉重剂白虎汤，体现了邪气逐渐加深、热势逐渐加重的过程，反观伤寒，从表证发展到化热入里，中间会经历一个大青龙汤证。"然后"一词非常确切地体现了伤寒的传变速度比温病慢，传变过程也比温病烦琐，然而大青龙汤常常被人忽视。

大青龙汤由麻黄、桂枝、杏仁、炙甘草、石膏、生姜、大枣组成，为麻黄汤与越婢汤的合方，也可以认为是麻黄汤加入生姜、大枣和生石膏而成。因大青龙汤条文记载"若脉微弱，汗出恶风者，不可服之。服之则厥逆，筋惕肉瞤，此为逆也"，大青龙汤中麻黄剂量为六两，是麻黄汤中麻黄剂量的一倍，故该方一直被誉为发汗重剂，如成无己曰："大青龙汤，发汗之重剂也，非桂枝汤之所同，用之稍过，则又有亡阳之失。"

大青龙汤为治疗太阳阳明合病的表里双解剂。金元四大家之一刘河间所创制的双解散、防风通圣散等，将解表药与寒凉清热药配合使用，从而被誉为"寒凉派"的鼻祖，也因而有了"伤寒宗仲景，热病主河间"之说法。实际上，双解散、防风通圣散的辛温解表配合寒凉清热的治法，究其根底，实来源于仲景的大青龙汤法。大青龙汤中，麻黄、桂枝、生姜辛温解表，配合生石膏辛寒清热，其中辛寒清热佐制了辛温之性，使解表而不助热，清热而不碍解表，合之则为辛凉解表法，以达到表里双解的目的。《医宗金鉴》曰："热者以辛凉发其汗，大青龙汤；寒者以辛温发其汗，小青龙汤。"显而易见，《医宗金鉴》已认识到了大青龙汤其实是辛凉解表剂。

戴天章在《广瘟疫论·卷一·辨时行疫病与风寒异气》中云："风主疏泄，寒主凝泣，二气虽有不同，然皆冷而不热，其中人也，郁而不宣，方其初受在表，均宜温散，麻黄汤、桂枝汤、芎苏、十神、神术等方，皆散寒之剂，非解热之剂。时行之气，属湿温二气合成，热而不冷，其中人也，立蒸而腐败，方其初传在表，既宜辛凉，大青龙汤、六神通解散、九味羌活汤、葳蕤汤、大羌活汤、人参败毒散，皆解热之剂，非散寒之剂也。"由此可见，戴天章认为大青龙汤为"解热之剂，非散寒之剂也"。余认为戴天章的观点过之，大青龙汤虽内有辛寒清热之石膏，但余药性味均属辛温，因此余认为大青龙汤仍为辛温剂，且为辛温平剂；若将大青龙汤归入解热之剂，而云大青龙汤为"辛寒解表剂"，莫不如以"辛凉解表剂"言之。因此，言大青龙汤为辛温、辛凉解表剂均可，关键在于麻黄和生石膏的用量。大青龙汤麻黄六两、石膏如鸡子大，麻杏石甘汤麻黄四两、生石膏八两，且组成上麻杏石甘汤在药味上为大青龙汤去桂枝、姜枣而成。

至于温病学派创立的以银翘散为代表的辛凉解表法，也可以认为是出自本法。温病学派虽创立了辛凉解表法的名称，但其实辛凉解表法的运用却早已见于《伤寒论》的大青龙汤法和《金匮要略》的越婢汤法之中。温病辛凉解表法的代表方银翘散中，荆芥、豆豉辛温解表，金银花、连翘、竹叶等清里热，药虽不同，但法理则一。

辛温与辛寒并用，温病学派创立的以银翘散为代表的辛凉解表法，也可以认为是出自本法。

（三）辛温重剂麻黄汤

根据《伤寒论》所述，麻黄汤的适应证主要是发热、恶寒、头痛、身疼、骨节疼痛、腰痛、无汗、喘、脉浮紧，这些症状是由于风寒外束肌表，卫阳被遏，营阴郁滞所形成。方中麻黄味辛发散，性温散寒，善开腠理而发越人体阳气，有发汗解表的功效，为君药；用温经散寒、透营达卫之桂枝为臣药。杏仁苦甘，宣畅肺气，助麻黄平喘为佐；甘草甘平，和中发散，调和诸药为使。方中麻黄与桂枝相须为用，一发卫分之郁，一透营分之邪，加强发汗散寒解表之功。麻黄配桂枝透营畅卫，解表发汗之力峻。当人体卫阳被风寒之邪束缚，阳气不得外达，用麻黄通畅透达人体阳气，解表散邪；反之，麻黄用不对证，就会损伤人体阳气，甚则过汗亡阳。例如，大青龙汤是在麻黄汤的基础上倍用麻黄，其辛温发汗之力更猛。第38条中有"脉微弱，汗出恶风者"此乃荣卫俱虚之征，不可服之，且方后煎服法中明确指出"取微似汗，汗出多者，温粉粉之"，这些均是为防止麻黄发越阳气太过，汗出过多而伤阳，而出现亡阳损阴或阳虚阴盛、烦躁不得眠等变证。凡气、血、阴、阳虚弱或内兼湿热的患者，机体正气本已受损，外感伤寒不宜使用麻黄汤发汗，若误用则耗伤阴阳、动乱气血，或助邪增热。

二、温病辛凉三方

本书所言辛凉三方源自《温病条辨》所载的三首方剂，分别是辛凉轻剂桑菊饮、辛凉平剂银翘散和辛凉重剂白虎汤。

金元时期刘河间自谓"余自制双解、通圣辛凉之剂，不遵仲景法麻黄、桂枝发表之药"，提出"阳气怫郁，玄府闭塞"是发热的关键病机，"寒主闭藏，而阳气不能散越，则怫热内作故也"，自制双解散、防风通圣散等辛凉之剂，始创辛凉解表法。张子和云："发汗亦有数种，世俗只知惟温热者可为汗药，岂寒凉亦能汗也。"清代叶天士云"在卫汗之可也"，提出温病"辨营卫气血虽与伤寒同，若论治法则与伤寒大异也"。吴鞠通《温病条辨》云

"温病亦喜汗解，最忌发汗，只许辛凉解肌"，说明汗法对温病发热也适用，选用辛凉解表药。在辛凉平剂银翘散方论中提出"温病忌汗，汗之不惟不解，反生他患"，此处忌汗是指不可辛温发汗。薛生白《湿热病》云"湿病发汗，昔贤有禁，此不微汗之，病必不除，盖既有不可汗之大戒，复有得汗始解之治法，临证者当知所变通矣"，说明湿热病同样可以汗，关键在于如何把握"变通"二字。

（一）辛凉轻剂桑菊饮

吴鞠通言"治上焦如羽，非轻不举"，取轻清宣透之品，"轻可去实"，防药重而过病所，清宣肺卫之邪。

桑菊饮证的基本病机是风温初起或者感受秋燥，肺失宣肃的轻证，治当轻清疏散，宣肺平喘，平肝明目。《神农本草经》云桑能"除寒热，出汗"，而吴瑭在桑菊饮"方论"中云："桑得箕星之精，箕好风，风气通于肝，故桑叶善平肝风；春乃肝令而主风，木旺金衰之候，故抑其有余，桑叶芳香有细毛，横纹最多，故宜走肺络而宣肺气。"认为本病多发于春气风木之气旺而金衰之时，用桑叶能清肝并防止木火刑金。菊花辛甘苦微寒，能疏散风热，清热解毒，清肝明目，为"去风之要药"（《本草经疏》），作者自注："菊花晚成，芳香味甘，能补金水二脏，故用之以补其不足。"方论中云"木旺金衰"，故以菊花补肺金之不足。桑叶、菊花并为君药，能够直走上焦，疏散肺中风热，同时能够防止肝火犯肺。薄荷辛凉，"辛能发散，凉能清利，专于消风散热"（《本草纲目》），助君药加强解表之力，为臣药。桔梗"止咽痛，兼除鼻塞……一为肺部之引经"（《珍珠囊药性赋》），杏仁"除肺热，制上焦风燥，利胸膈气逆"（《珍珠囊药性赋》），二药一宣一降，以恢复肺的宣降功能而止咳；连翘苦微寒，"去上焦诸热"（《珍珠囊药性赋》）；芦根甘寒，"消降肺胃"（《神农本草经》），共为佐药。甘草"伤脏咳嗽，止渴，通经脉，利血气，解百药毒"（《名医别录》），合桔梗开结利咽，并调和诸药为使。

（二）辛凉平剂银翘散

《温病条辨·上焦篇》第4条云："太阴风温、温热、瘟疫、冬温初起……但恶热，不恶寒而渴者，辛凉平剂银翘散主之。"此外在《温病条辨·上焦篇》中尚有六条银翘散加减方，《温病条辨·中焦篇》中有一条。

吴鞠通在使用银翘散时"上杵为散"，"散者散也，去急病用之"。煮散一方面可以节约药材，另一方面，尤为重要的是可以扩大药物与水的接触面积，提高浸出率，使有效成分在短时间内浸出，同时还可防止挥发性成分在煎煮沸腾过程中随水蒸气一起挥发殆尽，能较好地保留挥发性成分，从而保证药效。银翘散选用的药物，多为轻扬宣散之品，主治邪在皮毛或上焦之新急病证，故以煮散之法，急煎令"香气大出"而取服，以利于发挥药力，保证药效。有研究表明，银翘散不同剂型与药效直接相关；且同为煎剂时，不同煎煮时间，银翘散药效亦有差别；而原方制散煮服药效最佳。

需要指出的是，在治疗温病时，病机表现有营卫不和时，桂枝汤仍然可以应用，如吴鞠通在《温病条辨·上焦篇》第4条记载："太阴风温、温热、温疫、冬温，初起恶风寒者，桂枝汤主之。"吴鞠通还在《温病条辨·下焦篇》第33条指出，桂枝汤的作用是"小和之法"。

（三）辛凉重剂白虎汤

关于白虎汤的命名说法很多，一般认为白虎为二十八宿星中奎、娄、胃、昴、毕、觜、参七宿，以此七宿合看其形象像虎而得名。春分之日黄昏，此七宿位于正西，而西方在季节应属于秋，其色曰白，故名曰白虎。白虎乃四象之一，西方之金神，像秋气之凉降肃杀以退烦暑。

因吴氏白虎汤与张氏白虎汤在用药剂量上存在较大区别，在此予以详细区分。

1. 张氏白虎汤，三阳合病

《伤寒论》中关于白虎汤的条文有第 176 条："伤寒，脉浮滑，此表有热，里有寒，白虎汤主之。"有第 219 条："三阳合病，腹满身重，难于转侧，口不仁面垢，谵语遗尿。发汗则谵语，下之则额上生汗，手足逆冷。若自汗出者，白虎汤主之。"和第 350 条："伤寒，脉滑而厥者，里有热，白虎汤主之。"

白虎汤组成：知母六两，石膏一斤（碎），甘草二两，粳米六合。

煎服法：上四味，以水一斗，煮米熟汤成，去滓，温服一升，日三服。

寒邪传入阳明，邪从热化；或温邪传入气分形成实热证。总结起来就是热入阳明而又未形成腑实之证，即无形邪热。也可理解为未与宿食或者大便相搏结的热性邪气。后世有医家将之归纳为热邪在阳明经和阳明腑的不同以进行区别。正如王子接在其所著的《绛雪园古方选注》中说，白虎汤治阳明经表里俱热，与调胃承气汤为对峙。调胃承气汤导阳明腑中热邪，白虎泄阳明经中热邪，而这既是白虎汤证治疗的理论出发点，也是其与承气汤证的根本区别所在。

《伤寒论》原文第219条首句"三阳合病"便道出了白虎汤的适应证，从条文可知，本条论述的是三阳合病，邪热偏重于阳明的证治。三阳合病，表里俱热，治宜白虎汤辛寒清热。三阳合病实际上，是以阳明热盛为主，太阳病、少阳病病微，即柯韵伯所谓"本阳明病，而略兼太少也"。太阳主表，阳明主里，少阳主半表半里，三阳合病，同时以阳明为主，故表里俱热，出现"腹满身重，难于转侧，口不仁面垢，谵语遗尿。发汗则谵语，下之则额上生汗，手足逆冷，自汗出"等症，因此，实际上该条论述的病证属于"温病"的范畴。再看吴瑭在《温病条辨》中对白虎汤的认识。

2. 吴氏白虎汤，卫气同病

清代名医吴鞠通继承并灵活应用白虎汤，在《温病条辨》的太阴温病、暑温、伏暑等病证中，将白虎汤的作用定义为"达热出表"。凡具阳明气分热盛而见舌黄或老黄，甚者黑有芒刺，渴甚，大汗，面赤，身热，或语声重浊，或汗出而喘，大便闭，小便涩等里实热证者，均以白虎汤主之。如《温病条辨·上焦篇》第7条说："太阴温病，脉浮洪，舌黄，渴甚，大汗，面赤恶热者，辛凉重剂，白虎汤主之。"《温病条辨·上焦篇》第22条记载："形似伤寒，但右脉洪大而数，左脉反小于右，口渴甚，面赤，汗大出者，名曰暑温，在手太阴，白虎汤主之……"《温病条辨·上焦篇》第26条："手太阴暑温，或已经发汗，或未发汗，而汗不止，烦渴而喘，脉洪大有力者，白虎汤主之……"《温病条辨·中焦篇》第1条记载："面目俱赤，语声重浊，呼吸俱粗，大便闭，小便涩，舌苔老黄，甚则黑有芒刺，但恶热，不恶寒，日晡益甚者，传至中焦，阳明温病也。脉浮洪躁甚者，白虎汤主之……"

白虎汤组成：生石膏一两（研），知母五钱，生甘草三钱，白粳米一合。煎服法：水八杯，煮取三杯，分温三服，病退，减后服，不知，再作服。

虽然吴氏白虎汤同名同方，但张仲景生石膏的剂量用到一斤，知母为六两，甘草为二两，粳米为六合。因此在用药剂量上吴氏白虎汤与张氏白虎汤存在较大区别。

吴瑭认为白虎汤属辛凉重剂，适用于太阴温病而见脉浮洪、舌黄、渴甚、大汗、面赤、恶热者，后世据此提出白虎汤四大证："身大热，汗大出，口大渴，脉洪大"。邪在肺经气分，热较重，津液已伤，"辛凉平剂焉能胜任，非虎啸风生，金飚退热，而又能保津液不可"，同时《温病条辨·上焦篇》第9条吴瑭首句提出"白虎本为达热出表"，故用石膏、知母等清热保津之品为主。实际上，吴瑭所述的白虎汤证实则属于"卫气同病"，"脉浮"提示病在表，属卫分，"脉洪、舌黄、渴甚、大汗、面赤恶热"等症提示病在里，属气分，因此，白虎汤可清表里俱热，即卫、气分同病。由此可见，"伤寒"之"三阳合病"与"温病"之"卫气同病"在白虎汤一证上等同，均属表里俱热。

临证时，辛凉三方可灵活使用，例如对于咽痛咽痒之症，可将银翘散和白虎汤合用，增强疗效。

三、小结

《素问·调经论》记载："阳受气于上焦，以温皮肤分肉之间，今寒气在外，则上焦不通，上焦不通，则寒气独留于外，故寒栗。"《素问·太阴阳明论》记载："伤于风者，上先受之。"上，后世解释多指代"肺"。伤寒发病始于上焦心肺。叶天士言"辨营卫气血虽与伤寒同，若论治法则与伤寒大异也"，可见，伤寒的发病病机亦离不开营卫气血。在这一点上，是要达成这样的共识的，后世言伤寒传足不传手，温病传手不传足是错误的。

心肺、营卫气血是伤寒与温病共同的病位。伤寒的病因是伤于风寒也，温病的病因乃伤于风温、风热也。寒者，闭塞毛窍，故伤寒以营卫不调寒化为主要病机，故症见发热，恶寒或恶风，无汗或微汗，脉浮；温者，也伤营卫影响腠理开阖，故温病以营卫不调热化为主要病机，症见身热，自汗，微恶风寒，口渴或不渴，脉动数。正如叶天士所云："辨营卫气血虽与伤寒同，若论治法则与伤寒大异也。"

阳气怫郁为发热的关键病机，开发郁结为退热的重要途径。伤寒袭表或温病早期津液未伤的发热，首选汗法，使热随汗而解。伤寒发热选用辛温之品发汗解表，如麻黄、桂枝；温病发热则选用辛凉之药透汗为要，如薄荷、石膏，或加入少量麻黄增强发散之力。

第二节　张仲景的辛凉解表法

解表法即解除表证的方法。东汉张仲景在《伤寒论》条文中多次提到太阳病、表证等，故有医家认为表证是指太阳伤寒、太阳中风，以及温病卫分证。"表"是相对于"里"而言的，是一个相对的概念，上述观点缩小了表证的范围。中医学认为脏腑为里，皮毛、肌腠、经络为外，这些部位受邪，均可划为表证的范畴，故表证是指风、寒、暑、湿、燥、火六淫，以及疫疠之气由外侵入皮毛、肌肤、腠理、经络所形成的证候均为表证。

笔者总结张仲景《伤寒杂病论》中论述解表14法。辛温发汗解表、辛凉透汗解表、祛湿解表、祛暑解表、化饮解表、清里解表、温里解表、通下解表、利水解表、和解解表、养血解表、助阳解表、增液解表、逆挽解表。其中辛温发汗解表等诸法为人熟知，但辛凉透汗解表法及逆挽解表法知者较少，故予以重点阐述。

一、辛凉透汗解表法

辛凉法出自《黄帝内经》。《素问·至真要大论》云："厥阴司天为风化……厥阴在泉而酸化……诸气在泉，风淫于内，治以辛凉，佐以苦，以甘缓之，以辛散之……司天之气，风淫所胜，平以辛凉，佐以苦甘，以甘缓之，以酸泻之。"又云："岁厥阴在泉，风淫所胜，则地气不明，平野昧，草乃早秀。民病洒洒振寒，善伸数欠，心痛支满，两胁里急，饮食不下，鬲咽不通，食则呕，腹胀善噫，得后与气，则快然如衰，身体皆重。"厥阴司天及厥阴在泉均说明肝风内动，里证为主，兼见表证，故辛凉补肺金制约肝木，佐苦、甘缓和肝脾，以辛宣透肺气，里和表自解。

刘河间拓展《黄帝内经》辛凉法，运用辛凉之剂治疗外感发热，在《素问玄机原病式·热类》中云："余自制双解、通圣辛凉之剂，不遵仲景法麻黄、桂枝发表之药，非余自炫，理在其中矣。"认为"阳气怫郁，玄府闭塞"是热病的关键病机，"寒主闭藏，而阳气不能散越，则怫热内作故也"。故谓："且如一切怫热郁结者，不必止以辛甘热药能开发也，如石膏、滑石、甘草、葱、豉之类寒药，皆能开发郁结。以其本热，故得寒则散也……又如表热服石膏、知母、甘草、滑石、葱、豉之类寒药，汗出而解者；及热病半在表，半在里，服小柴胡汤寒药，能令汗出而愈者；热甚服大柴胡汤下之，更甚者，小承气汤，调胃承气汤、大承气汤下之……此皆大寒之利药也，反能中病以令汗出而愈。"刘河间辛凉解表法的代表方剂为防风通圣散，乃辛温药加辛寒与苦寒等药组成。辛温药如麻黄、防风、荆芥，辛寒药石膏，苦寒药大黄、栀子、黄芩、连翘等，而辛凉药仅薄荷一味，说明辛凉解表法的方剂并非以辛凉药物为君药。

张子和遵刘河间之说，在《儒门事亲》中云："风、寒、暑、湿之气，入于皮肤之间而未深，欲速去之，莫如发汗。圣人之刺热五十九刺，为无药而设也。皆所以开玄府而逐邪气，与汗同。然不若以药发之，使一毛一窍，无不启发之为速也。然发汗亦有数种。世欲只知惟温热者为汗药，岂知寒凉亦能汗也……如通圣散、双解散、当归散子，皆辛凉之药也。故外热内寒宜辛温，外寒内热宜辛凉。"

张仲景虽未明言提及辛凉、辛温，但从《伤寒论》中的方剂可以看出仲景对二者的运用。外邪化热入里初期，辛凉轻剂桂枝二越婢一汤；化热入里渐重，辛凉平剂麻杏石甘汤；化热入里，里热炽盛，辛凉重剂白虎汤。此乃张仲景治疗外寒内热的辛凉三方。

《伤寒论》第27条云："太阳病，发热恶寒，热多寒少，脉微弱者，此无阳也，不可发汗，宜桂枝二越婢一汤。"此证是表寒里热，邪郁不得汗泄，与太阳伤寒兼里热烦躁大青龙汤证类似，但此轻彼重。彼则表寒里热均盛，此则表寒里热均轻。正如张子和云"外寒内热宜辛凉"，故以辛凉解表轻剂桂枝二越婢一汤治之。

《伤寒论》第63条谓："发汗后，不可更行桂枝汤，汗出而喘，无大热者，可与麻黄杏仁甘草石膏汤。"麻杏石甘汤方中麻黄辛温，得石膏辛寒，去性取用，转辛温为辛凉平剂的中性方药，临床偏寒偏热患者均可使用，寒多加重麻黄，热多者加用石膏。张锡纯在《衷中参西录》云石膏"其性凉而能散，有透表解肌之力，为清阳明胃腑实热之圣药。无论内伤、外感用之皆效，即他脏腑有实热者，用之亦效"。"盖诸药之退热，以寒胜热也；而石膏之退热，逐热外出也。是以将石膏煎服之后，能使内蕴之热息息自毛孔透出。"此外杏仁味苦，甘草味甘，正如《黄帝内经》曰："风淫于内，治以辛凉，佐以苦，以甘缓之。"

《伤寒论》第176条曰："伤寒脉浮滑，此表有热，里有寒，白虎汤主之。"伤寒化热入里，里热炽盛，用辛凉重剂白虎汤清热除烦，生津止渴。正如吴鞠通在《温病条辨·上焦篇》所云："太阴温病，脉浮洪，舌黄，渴甚，大汗，面赤，恶热者，辛凉重剂白虎汤主之"。

后世温病学派的形成，吴鞠通秉承叶天士学术思想，提出辛凉三方。即辛凉轻剂桑菊饮，辛凉平剂银翘散，辛凉重剂白虎汤。银翘散方中连翘、金银花清热解毒而非解表药；竹叶、芦根甘寒，清热泻火，生津利尿，使热邪从尿排出；桔梗苦辛平，开宣肺气，利咽祛痰排脓；荆芥辛温既解表，又防止凉药寒遏冰伏；甘草调和诸药。而真正辛凉解表药仅三味，薄荷、牛蒡子、豆豉辛凉解表透邪。同样证明了刘河间的辛凉解表法之本意，并非辛凉解表药为君的配伍组合，而是以"君臣佐使""七情和合"的总体功能主治进行分类的。后世温病学派的辛凉解表法扩大了河间的辛凉组方模式，创新发展了辛凉解表法的层次性和多样性。其层次性是轻剂、平剂、重剂的体现。多样性则是辛凉解表方剂的组成不但包括发散风热的辛凉解表药，更多的是由清热解毒药、清热泻火药组成。如辛凉平剂银翘散中的金银花、连翘，辛凉重剂白虎汤中的石膏、知母。

寒温并用解表法，是指辛温与辛凉药物并用的一种解表法，实属对辛凉解表法的补充和完善。辛温药和辛凉药协同，共奏透邪解表之功效。其配伍比例决定了量效关系，如银翘散方中的一味荆芥是防止辛凉药物冰遏凉伏的，其发散透邪作用甚微。而方中加麻黄后，增强了荆芥的发散解表作用，配合薄荷等辛凉药物，促进了透邪外出的功效。此外，薄荷的辛凉又制约了麻黄、荆芥的辛温发散作用。代表方如张仲景麻杏石甘汤、刘河间防风通圣散、张子培银翘散加麻黄方、何廉臣桑菊饮加麻黄方等。这些方剂已广泛运用于发热性疾病的临床治疗。

张子培在《春温三字诀·附方》中说："按此证初起，予用此方，每加麻黄一二钱，功效倍捷，但三四日后，舌变红黄，则不可用矣。"何廉臣校勘《通俗伤寒论》云："最多冬温兼寒，即客寒包火，首先犯肺之证，轻则桑菊饮加麻黄……重则麻杏石甘汤、越婢加半夏汤，随症加味。间有大青龙汤、小青龙汤加石膏者……大旨以辛凉开肺为主。"

彭胜权在其著《温病学》中将寒温并用解表法称为辛温凉解法。强调："辛凉解表与辛温解表两大治法分立。绝对划分解表方药寒凉属性的学术观点，在一定程度上束缚了医生的临床思维。银翘散加麻黄，并非张子培对表证寒温属性认识不清而盲目提出，而是从实际出发，对温病解表法比较单一而局限了治疗的一大突破。辛温凉解法在祛除表邪、解除表证方面的作用明显，疗效显著，且无过用寒凉而导致的凉遏冰伏之弊，故受到临床医生的重视。"

二、逆挽解表法

喻嘉言在《医门法律·痢疾门》中言："《活人》此方，全不因病痢而出。但昌所为逆挽之法，推重此方，盖借人参之大力，而后能逆挽之耳。《金匮》治下痢，未及小柴胡汤，后来方书不用，犹曰无所祖也。至《活人》败毒散，夏秋疫疠诸方，莫不收用之矣。而治下痢，迥不及之者何哉？遍查方书，从无有一用表法者。""逆挽"即为逆流挽舟法。

治痢常法为因势利导，清热化湿解毒，调气和血导滞，正如刘河间所谓："调气则后重自除，行血则便脓自愈。"而逆流挽舟法乃是治痢的变法，治疗表邪内陷，肠道壅滞，气血失调，而成下利。代表方剂葛根汤、葛根芩连汤、活人败毒散等。

葛根汤证为太阳伤寒外邪不解，邪气不得宣泄，内扰大肠而为下利，病变重心在表。《伤寒论》曰："太阳病，项背强几几，无汗，恶风者，葛根汤主之。"《伤寒论》曰："太阳与阳明合病，必自下利，葛根汤主之。"治法应发汗解表，升阳止利。方中葛根解表升发清阳、鼓舞脾胃中气上升而止利，配合诸药使表解里和，此为仲景开逆流挽舟法之先河。

葛根芩连汤证是因为误下，表邪内陷化热，而出现肺肠热盛、津液外逼则汗出，肺热壅盛则喘，逼津下行则下利。病本在肺，因肺与大肠相表里，故病标在大肠。方中葛根升清阳、生津、解表，可宣达肺气使上焦通畅；黄芩、黄连清热燥湿止利。

三、其他解表法

（一）发汗解表

早在《黄帝内经》即有"其在皮者，汗而发之"的发汗解表法，仲景将其具体运用到医疗实践中，如《伤寒论·辨太阳病脉证并治》中有言"脉浮者，病在表，可发汗，宜麻黄汤"。麻黄汤主治太阳"伤寒"，见有"头痛，发热，身疼，腰痛，骨节疼痛，恶风，无汗而喘"，为辛温发汗解表之峻剂。再有主治太阳"中风"的桂枝汤，"伤寒发汗已解，半日许复烦，脉浮数者，可更发汗，宜桂枝汤"，"太阳中风，阳浮而阴弱，阳浮者，热自发，阴弱者，汗自出，啬啬恶寒，淅淅恶风，翕翕发热，鼻鸣干呕者，桂枝汤主之"，为辛温发汗解表之和剂。发汗解表是仲景经典解表之法，也是现代医生惯用的解表法。

（二）祛湿解表

外感风寒夹湿，常先犯体表，客于肌腠，流注关节，形成风湿表证。《金匮要略》记载"若治风湿者，发其汗，但微微似欲出汗者，风湿俱去也"，即祛湿解表。仲景以麻黄加术汤治疗"湿家身烦疼"之寒湿表证，以麻黄杏仁薏苡甘草汤治疗"病者一身尽疼，发热，日晡所剧者"之风湿表证。仲景又在祛湿解表中加补虚药治疗风湿表虚证，如防己黄芪汤治疗风湿卫表气虚证，桂枝附子汤治疗风湿风气偏盛并见卫表阳虚证，白术附子汤治疗风湿湿气偏盛并见卫表阳虚证，甘草附子汤治疗风湿表里阳气俱虚证。由上述方证可知，仲景对祛湿解表法体会颇深。

（三）祛暑解表

暑邪为外感六淫之一，为阳邪，故在盛夏暑热季节，先伤太阳而侵袭肺卫，热蒸肌表而形成暑热表证，仲景称之为中喝，见有"汗出恶寒，身热而渴"等症，为表里俱热，胃阴损伤所致，仲景予白虎加人参汤清热生阴以治太阳中喝，方有石膏内泻气分之火、外透肌肤之热以成祛暑解表之法。

（四）化饮解表

心下素停寒饮，复外感风寒，水寒相合为外寒内饮证。单纯解表，水饮不化，独自化饮，表寒不除，唯有化饮、解表同施，方能饮消寒散。"伤寒表不解，心下有水气，干呕，发热而咳……小青龙汤主之。"仲景以小青龙汤治疗外寒内饮证，风寒之邪得表药以外散，水饮之气得温药以外泄，故《方剂学》将小青龙汤列为辛温解表方剂。正如曹颖甫所言："太阳水气得温药之助，作汗从毛孔外泄，则心下水邪既尽。""水气作汗外泄。"《医宗金鉴》亦曰："干姜、细辛，极温极散，使寒与水俱得从汗而解。"故化饮解表为仲景解表法之一。

（五）清里解表

大青龙汤体现清里解表法，于发表中清火。"太阳中风，脉浮紧，发热恶寒，身疼痛，不汗出"为风寒束表所致，因里有伏热，又为表寒束缚，欲泄不能，故"烦躁"不安，仲景大青龙汤中石膏泄里热、除烦躁，"然其性沉而大寒，恐内热顿除而表寒不解，变为寒中而挟热下利，是引贼破家矣。故必倍麻黄以发表，又倍甘草以和中，更用姜枣以调营卫。一汗而表里双解，风热两除，此大青龙清内攘外之功"。故云大青龙汤为表里双解之剂，体现仲景清里解表法。

（六）温里解表

仲景以桂枝人参汤治疗"外证未除，而数下之"所致协热下利，除发热恶风之表证外，又添中阳不振，脾虚寒湿之"利下不止，心下痞鞕"。证属表里同病，方为理中丸加桂枝而成，理中丸温中散寒，补气健脾，复中焦脾胃升降之职而下利止，添炙甘草一两意在加强补中之力，桂枝辛温发表以除表证，甘温通阳以助理中。煎时后下意重在解表。法属温里解表。虽外有表邪，但中虚里寒，且较重，故不可单纯解表，需温里、解表并进。中焦脾胃复常，气血营卫调和，亦助解表。

（七）通下解表

通下解表法，当首推仲景厚朴七物汤。外感风寒化热，十数日不解，表证仍在，故"发热十日，脉浮而数"，热邪入里，内陷于肠，阳明里实，腑气不通，见"腹满"，因胃气未伤，故"饮食如故"，此证为表里同病，腹满里实而表证未罢。仲景将

"病腹满"列于原文之首，表明里证较重。此时，若单纯解表，辛温之品有助热之嫌；若单纯攻里，通下之药有妨解表，唯有通下与解表共进以表里双解。

（八）利水解表

"太阳病，发汗后，大汗出……若脉浮，小便不利，微热消渴者，五苓散主之。"仲景《伤寒论》中第71条记录太阳病汗不得法的两种转归，其中五苓散证为太阳表邪未尽，膀胱里饮已成，治以利水解表，"外解表热，内输水腑，则气化津生，热渴止而小便利矣"，"多饮暖水，汗出愈"，汗出不但解表，而在里之饮亦随汗外泄，利水既可祛除已成之里饮，而里饮除，气化复，又助解表。故此，仲景以五苓散方证诠释了利水解表法。

（九）和解解表

"伤寒六七日，发热，微恶寒，支节烦疼"为太阳表证未解，并内传少阳之腑，见胆热犯胃，少阳经气不利之"微呕，心下支结"，此为太阳少阳合病，仲景以小柴胡汤、桂枝汤各半量而组成柴胡桂枝汤治之，体现了和解解表法。

（十）养血解表

《方剂学》多以《外台秘要》的葱白七味饮作为养血解表法的代表方剂，但仲景以桂枝加芍药生姜各一两人参三两新加汤，即桂枝新加汤，治疗"发汗后，身疼痛，脉沉迟者"，此证既有伤寒邪气未尽，又有汗出营血受损。方以"桂枝以解未尽之邪，加芍药、生姜、人参以益不足之血"，因此，《伤寒论》的桂枝新加汤实为养血解表之祖方。

（十一）助阳解表

素体阳虚之人外感风寒，但服发汗解表之剂，恐汗不易出表，因"阳加于阴谓之汗"，阳气虚弱，无力作汗，治当助阳益气与发汗解表并用方可表解，即助阳解表法，此法源于《伤寒论》，麻黄细辛附子汤为其代表方剂。除此方外，仲景的麻黄附子甘草亦可治疗少阴病兼表证，即阳虚外感证。前者所治病证较急，后者证情稍缓，且正气较虚。而原文第 20 条，"太阳病发汗，遂漏汗不止，其人恶风，小便难，四肢微急，难以屈伸者，桂枝加附子汤主之"，指出过汗伤阳以致漏汗不止而表未解的证治，亦体现助阳解表法。但此方之助阳为助卫阳，前二方之助阳为助少阴肾阳。

（十二）增液解表

《金匮要略》中张仲景以栝蒌桂枝汤治疗"太阳病，其证备，身体强，几几然，脉反沉迟"之柔痉，此为外有表邪、经络受阻、经脉拘急不舒，复因表虚汗出、津液不得濡润所致。方以桂枝汤解表散邪，栝楼根增液生津而润燥养筋、舒缓筋脉，体现增液解表法。

总之，张仲景对外感热病表证的治疗十分重视，理法方药完备，药物煎服法及禁忌证等论述清晰，为后世辨证论治奠定了坚实的理论基础。

第三节　小柴胡汤精义

小柴胡汤在《伤寒论》中共在18条原文中出现，包括太阳病、少阳病、阳明病、厥阴病及阴阳易差后劳复病五篇中，其中第98条是提示忌用小柴胡汤，此外"柴胡证"和"柴胡汤证"有3条出现在原文中。

小柴胡汤在《金匮要略》中出现4次，呕吐哕下利病篇中治疗呕吐、妇人杂病篇中治疗热入血室与伤寒同，另2处均出现在妇人产后病篇中，此外在疟病篇附方中有其加减方——柴胡去半夏加栝楼根汤。

一、小柴胡汤原文

（一）《伤寒论·辨太阳病篇脉证并治》

1. 太阳病，十日以去，脉浮细而嗜卧者，外已解也。设胸满胁痛者，与小柴胡汤；脉但浮者，与麻黄汤。（37）

提要：太阳病十日后三种转归：表已解、传入少阳、邪仍在表。

2. 伤寒五六日中风，往来寒热、胸胁苦满、嘿嘿不欲饮食、心烦喜呕，或胸中烦而不呕，或渴，或腹中痛，或胁下痞鞕，或心下悸、小便不利，或不渴、身有微热，或咳者，小柴胡汤主

之。(96)

提要：小柴胡汤主症及 7 个或然症。

3.血弱气尽，腠理开，邪气因入，与正气相搏，结于胁下。正邪分争，往来寒热，休作有时，嘿嘿不欲饮食，脏腑相连，其痛必下，邪高痛下，故使呕也，小柴胡汤主之。服柴胡汤已，渴者，属阳明，以法治之。(97)

提要：外邪直中少阳。

4.得病六七日，脉迟浮弱、恶风寒、手足温，医二三下之，不能食而胁下满痛，面目及身黄，颈项强，小便难者，与柴胡汤，后必下重。本渴饮水而呕者，柴胡汤不中与也，食谷者哕。(98)

提要：太阳太阴合病，误下变证，忌用柴胡汤

5.伤寒四五日，身热、恶风、颈项强、胁下满、手足温而渴者，小柴胡汤主之。(99)

提要：三阳证见，治从少阳。

6.伤寒，阳脉涩，阴脉弦，法当腹中急痛，先与小建中汤；不差者，小柴胡汤主之。(100)

提要：少阳太阴合病，先温后和。

7.伤寒中风，有柴胡证，但见一证便是，不必悉具。凡柴胡汤病证而下之，若柴胡证不罢者，复与柴胡汤，必蒸蒸而振，却复发热汗出而解。(101)

提要：小柴胡汤的使用"但见一证便是，不必悉具"。

8.太阳病，过经十余日，反二三下之，后四五日，柴胡证仍在者，先与小柴胡。呕不止、心下急（一云呕止小安。），郁郁微烦者，为未解也，与大柴胡汤，下之则愈。(103)

提要：少阳阳明合病。

9.伤寒十三日不解，胸胁满而呕，日晡所发潮热，已而微

利。此本柴胡证，下之以不得利；今反利者，知医以丸药下之，此非其治也，潮热者，实也。先宜服小柴胡汤以解外，后以柴胡加芒硝汤主之。（104）

提要：少阳阳明合病，里实而正虚，不用大柴胡重下，柴胡加芒硝润燥。

10. 妇人中风，七八日续得寒热，发作有时，经水适断者，此为热入血室，其血必结，故使如疟状，发作有时，小柴胡汤主之。（144）

提要：小柴胡汤治疗热入血室的血分证。

11. 伤寒五六日，头汗出、微恶寒、手足冷、心下满、口不欲食、大便鞕、脉细者，此为阳微结，必有表，复有里也。脉沉，亦在里也。汗出，为阳微；假令纯阴结，不得复有外证，悉入在里。此为半在里半在外也。脉虽沉紧，不得为少阴病。所以然者，阴不得有汗、今头汗出，故知非少阴也，可与小柴胡汤；设不了了者，得屎而解。（148）

提要：半表半里证的阳微结。

12. 伤寒五六日，呕而发热者，柴胡汤证具，而以他药下之，柴胡证仍在者，复与柴胡汤。此虽已下之，不为逆，必蒸蒸而振，却发热汗出而解。若心下满而鞕痛者，此为结胸也，大陷胸汤主之；但满而不痛者，此为痞，柴胡不中与之，宜半夏泻心汤。（149）

提要：小柴胡证误下后的转归与治法。

（二）《伤寒论·辨阳明病脉证并治》

1. 阳明病，发潮热，大便溏，小便自可，胸胁满不去者，与小柴胡汤。（229）

提要：少阳阳明合病，少阳为重，里实未甚。

2. 阳明病，胁下鞭满，不大便而呕，舌上白胎者，可与小柴胡汤。上焦得通，津液得下，胃气因和，身濈然汗出而解。（230）

提要：小柴胡汤和胃气以调畅三焦。

3. 阳明中风，脉弦浮大，而短气，腹都满，胁下及心痛，久按之气不通，鼻干，不得汗，嗜卧，一身及目悉黄，小便难，有潮热，时时哕，耳前后肿，刺之小差，外不解，病过十日，脉续浮者，与小柴胡汤。（231）

提要：三阳合病治从小柴胡汤。

（三）《伤寒论·辨少阳病脉证并治》

本太阳病不解，转入少阳者，胁下鞭满，干呕不能食，往来寒热，尚未吐下，脉沉紧者，与小柴胡汤。（266）

提要：少阳病由太阳病转入。

（四）《伤寒论·辨厥阴病脉证并治》

呕而发热者，小柴胡汤主之。（379）

提要：厥阴病衰，转出少阳。

（五）《伤寒论·辨阴阳易差后劳复病脉证并治》

伤寒差以后更发热，小柴胡汤主之；脉浮者，以汗解之；脉沉实（一作紧）者，以下解之。（394）

提要：瘥后劳复随证治之。

（六）《金匮要略·妇人产后病脉证治第二十一》

1. 产妇郁冒，其脉微弱，呕不能食，大便反坚，但头汗出。

所以然者，血虚而厥，厥则必冒，冒家欲解，必大汗出；以血虚下厥，孤阳上出，故头汗出也。所以产妇喜汗出者，亡阴血虚，阳气独盛，故当汗出，阴阳乃复；大便坚，呕不能食者，小柴胡汤主之。

2.【附方】《千金》三物黄芩汤：治妇人在草蓐，自发露得风，四肢苦烦热。头痛者，与小柴胡汤。头不痛，但烦着，此汤主之。

二、小柴胡汤证

病因：转入或直中。

病位：半表半里（少阳、膜原、三焦），气分，血分，水分，太阳少阳合病，少阳阳明合病。

病期：时间跨度大，四五日至十三日。

病程：太阳病至差后劳复，热病的全过程。

病证：七大主症、七大或然症（主症最多，或然症亦最多）。

热型及寒型：往来寒热、发热恶寒或恶风、日晡所发潮热、身有微热等多种寒热类型，范围较广。

病种：外感热病、内伤杂病、妇科疾病。适应病种之多，病证之广，而且"但见一证便是"。外感热病包括伤寒和温病，如王孟英医案中就有以小柴胡汤之和解法配合温病之清热法，寒温兼备之方药治疗疟案、湿温邪入少阳、暑湿阳明少阳合病、产后营虚邪客少阳等，均用小柴胡汤合温病方药加减化裁治疗。

小柴胡汤有通调气分、血分、水分的作用。

《素问·调经论》曰："卫气不得泻越则外热，气机升降出入废止则表热怫郁。"小柴胡汤能开表里气机，外出太阳、阳明而内入三阴，同时亦能开上下气机。《伤寒论》第230条曰："阳明病，胁下硬满，不大便而呕，舌上白胎者，可与小柴胡汤。上焦得通，津液得下，胃气因和，身濈然汗出而解也。"此少阳阳明病，解少阳为主，以柴胡开启上焦气机。此外《金匮要略》产后病篇曰："产妇郁冒，其脉微弱，不能食，大便反坚，但头汗出，所以然者，血虚而厥，厥而必冒。冒家欲解，必大汗出。以血虚下厥，孤阳上出，故头汗出。所以产妇喜汗出者，亡阴血虚，阳气独盛，敌当汗出，阴阳乃复。大便坚，呕不能食，小柴胡汤主之。"肝主血，产后血虚阳气上盛而郁冒，三焦气逆，在下大便坚，在中呕不能食，在上头汗出，以柴胡开上焦阳气郁结，三焦气机得通而上下阴阳交泰则愈。唐容川在《血证论·卷七》中曰："此方乃达表和里，升清降浊之活剂。人身之表，腠理实营卫之机枢；人身之里，三焦实脏腑之总管。"

《伤寒论》第 144 条曰："妇人中风，七八日，续得寒热，发作有时，经水适断者，此为热入血室，其血必结，故使如疟状，发作有时，小柴胡汤主之。"此证"热与血结于胞宫"，以小柴胡汤清透胞宫热邪，血分自安。可见柴胡清透之力不止于气分，亦达于血分。王清任受此启发，以四逆散入血府逐瘀汤，透血中之热，疗血痨。故可以认为第 144 条证是少阳血分证。唐容川在《血证论·用药宜忌论》中曰："至于和法，则为血证之第一良法。表则和其肺气，里者和其肝气……或逐瘀以和血，或泻水以和气。"在《血证论·卷七》中又言："其治热入血室诸病，则尤有深义。人身之血，乃中焦受气变化而赤……胃为生血之主，治胃中，是治血海之上源。"《医宗金鉴·妇科心法要诀》云"热入血室经适断，邪热乘虚血室潜，寒热有时如疟状，小柴胡加归地丹"，补充了热入血室的治疗方法。

气为血之帅，亦为水之帅，气滞则水停，气行则水行。三焦为元气之通道，亦为水谷之通道，柴胡通达三焦，疏利水饮。《伤寒论》第96条小柴胡汤加减法曰："若心下悸，小便不利者，去黄芩，加茯苓四两。""心下悸，小便不利"是水停心下证，此条论及水饮结在少阳;《伤寒论》第147条曰："伤寒五六日，已发汗而复下之，胸胁满，微结，小便不利，渴而不呕，但头汗出，往来寒热心烦者，此为未解也，柴胡桂枝干姜汤主之。""小便不利，渴，但头汗出。"均是水饮证，所以此条也是少阳水饮证，笔者称之为少阳水气证，从寒化，加桂枝、干姜、牡蛎温阳化水气。从这两条可知柴胡对水饮也有疏利作用。

三、小柴胡汤类方

1. 柴胡桂枝汤:《伤寒论》第146条："伤寒六七日，发热，微恶寒，支节烦疼，微呕，心下支结，外证未去者，柴胡桂枝汤主之。"

2. 大柴胡汤:《伤寒论》第232条："伤寒发热，汗出不解，心中痞鞕，呕吐而下利者，大柴胡汤主之。"

3. 柴胡加芒硝汤:《伤寒论》第107条："先以小柴胡汤以解外，后以柴胡加芒硝汤主之。"

4. 柴胡桂枝干姜汤:《伤寒论》第147条，原文为："伤寒五六日，已发汗而复下之，胸胁满微结，小便不利，渴而不呕，但头汗出，往来寒热，心烦者，此为未解也。柴胡桂枝干姜汤主之。"

5. 柴胡桂姜汤:《金匮要略·疟病脉证并治第四》曰："柴胡姜桂汤治疟寒多，微有热，或但寒不热，服一剂如神。"

6. 柴胡加龙骨牡蛎汤:《伤寒论》第107条："伤寒八九日，下之，胸满烦惊，小便不利，谵语，一身尽重，不可转侧者，柴胡加龙骨牡蛎汤主之。"

7.柴胡去半夏加栝楼根汤:《金匮要略·疟病脉证并治第四》曰:"柴胡去半夏加栝楼汤。治疟病发渴,亦治劳疟方。"

四、小柴胡汤衍化方

1.梁·陶弘景《辅行诀脏腑用药法要》大阴旦汤:小柴胡汤加芍药。

2.《重订通俗伤寒论》柴平汤:小柴胡汤去参加厚朴、茯苓、苍术、陈皮、生姜。

3.《重订通俗伤寒论》柴胡陷胸汤:小柴胡汤合小陷胸汤去参加枳实、桔梗。

4.《重订通俗伤寒论》柴胡白虎汤:小柴胡汤合白虎汤去参、夏加花粉、荷叶。

5.《医方集解》柴胡双解散:小柴胡汤加陈皮、芍药。

6.《医学入门》柴陈汤:小柴胡汤合二陈汤。

7.《素问病机气宜保命集》清镇丸:小柴胡汤加青黛。

8.《素问病机气宜保命集》柴胡四物汤:小柴胡汤合四物汤。

9.《成方切用》柴胡桔梗汤:小柴胡汤加桔梗。

10.《医宗金鉴》加味小柴胡汤:小柴胡汤加当归、生地、牡丹皮。

11.《医宗金鉴》柴胡截疟饮:小柴胡汤加常山、槟榔、乌梅、桃仁。

12.《宣明论方》柴胡饮子:小柴胡汤去半夏加大黄、当归、芍药。

13.《伤寒广要》柴胡加山栀子汤:小柴胡汤加山栀子、茵陈蒿。

《中医大辞典·方剂分册》中，以柴胡为名的方剂达 70 余首。类方及衍化方加减化裁灵活广泛，疗效确凿，小柴胡汤可谓仲景方证之首。

　　小柴胡汤为张仲景和解少阳的经典方剂，应用之广可见一斑，其于表里、内外、上下、气血，凡气机所在之处莫不透达。所谓气机，即是气的升降出入，这个出入的门户，就是少阳。但凡有气机出入之处，就有少阳，小至细胞膜的离子运转，大到自然的寒暑易节，都离不开少阳。故笔者认为小柴胡证非局限于口苦，咽干，目眩，往来寒热，胸胁苦满等，但凡有气机怫郁，均可用之。只有把握住气机，才能认识少阳，才能正确认识疾病的传变，真正理解少阳证的本意。

　　笔者在外感热病的临床治疗中最为推崇的就是小柴胡汤和升降散，这两个方子在外感热病治疗中均起到了"门槛"的作用，是"截断疗法"的代表方剂。凡是外来病邪要深入人体，就必须要跨过少阳这个"门槛"，而在少阳正气充足的情况下，这道屏障是很难逾越的，而恢复这道屏障的功能，在伤寒和温病中，代表方剂就是小柴胡汤和升降散。

　　小柴胡汤和升降散均主少阳气机，一出入一升降。升降散就是温病中的小柴胡汤。升降散方意即在升降气机而使三焦条达，热邪宣泄。杨栗山在《伤寒瘟疫条辨》自释曰："盖取僵蚕、蝉蜕，升阳中之清阳；姜黄、大黄，降阴中之浊阴，一升一降，内外通和，而杂气之流毒顿消矣……名升降，亦双解之义。"再看叶天士《温热论》中原文："再论气病有不传血分而邪留三焦，亦如伤寒中少阳病也，彼则和解表里之半，此则分消上下之势。"不难看出杨栗山原方用意渊源了。叶天士认为，温病的少阳主要是气机的上下升降，而伤寒的少阳主要是气机的表里出入，二者主要是气机的运行方式不同，而作为少阳的功能，主气机开阖则无异。所以，升降散取僵蚕、蝉蜕，意在开上下气机，小柴胡汤取柴胡，意在开表里气机，前者重手少阳，后者重足少阳，联合使用，正有纵横开阖之意，使一切少阳流毒宣泄外出。因此，笔者将两方联合使用，治疗发热，用于邪气传至少阳这一共同道路时，为其"截断疗法"的基础方剂之一。

《神农本草经》云柴胡"气味苦、平，无毒。主心腹肠胃中结气，饮食积聚，寒热邪气，推陈致新"。《本草经疏》曰："柴胡，为少阳经药。主心腹肠胃中结气，饮食积聚，寒热邪气，推陈致新，除伤寒心下烦热者，足少阳胆也。胆为清净之府，无出无入，不可汗，不可吐，不可下，其经在半表半里，故法从和解，小柴胡汤之属是也。"由此可见，小柴胡汤作用之广泛，关键在于君药柴胡的推陈致新作用。所谓"推陈致新"即是对于五种瘀滞的宣达。《素问·六元正纪大论》曰："木郁达之，火郁发之，土郁夺之，金郁泄之，水郁折之。"后世将木郁、火郁、土郁、金郁、水郁称为五郁。仲景认为柴胡对气滞、热结、血结、水饮具有透达作用，同时，柴胡主"饮食积聚"而能开食郁，能开上焦气机郁结则能开肺郁，可见，柴胡能主"五郁"。笔者认为"推陈致新"是柴胡最重要的特点，正是这个特点使得柴胡具有透达气血、宣通表里的力量。如《杂病源流犀烛》中达郁汤，《兰室秘藏》中火郁汤，均用柴胡祛郁生新。

第四节　桂枝本非发汗药

《中药学讲义》从第一版至第七版均将桂枝列为辛温解表药第二位，第七版将其功效归纳为：发汗解肌，温经通阳，助阳化气，并引《伤寒论》桂枝汤为据。然而，细考仲景的用药心法，该药是否为发汗药，值得探讨。

桂枝入药用首见于先秦医方集本《五十二病方》，其用桂枝十余处，既有内服，也有外敷，均为调和气血之用。《神农本草经》谓桂枝"味辛，温。主治上气咳逆，结气，喉痹，吐吸，利关节，补中益气"。未言及发汗作用，其中"上气咳逆，结气，喉痹，吐吸"，均属气机上逆，郁结证；至于"利关节，补中益气"自然属于桂枝温通补中的作用。故桂枝属于温通、透达、降逆、补益之药。

桂枝一药，用法首见于《伤寒论》，仲景用桂枝方多达82首，归纳其作用有如下：桂枝汤调和营卫；桂枝甘草汤温通心阳；八味肾气丸温助肾阳；桂枝加桂汤、枳实薤白桂枝汤平冲降逆；五苓散、苓桂术甘汤化气利水；桂枝附子汤、乌头桂枝汤温经除湿；小建中汤、黄芪建中汤温中补虚；桃核承气汤、桂枝茯苓丸行瘀通脉；麻黄汤中佐制麻黄等九大类功效，唯独未提及发汗作用。将桂枝与发汗联系到一起，首见于《伤寒论》第12条桂枝汤用法"服已须臾，啜热稀粥一升余，以助药力，温覆令一时许，遍身漐漐，微似有汗者益佳"。显然不同于第 35 条真正发汗剂麻黄汤用法"不须啜粥"。仲景意在表明：桂枝汤无发汗之力，不啜热稀粥助药力则不能够发汗。张锡纯《医学衷中参西录》中论及"故服桂枝汤欲得汗者，必啜热粥，其不能发汗可知"，徐大椿《伤寒类方》也说"桂枝本不能发汗，故须助以热粥"。可见发汗并非桂枝（汤）之能，其药性辛温，有温通、透达之效，却无发汗之能。可见发汗非桂枝（汤）之能，其药性辛温，有温通、透达之效，却无发汗之能。仲景于第 16 条明言："桂枝本为解肌，若其人脉浮紧，发热汗不出者，不可与之也。"已表明论点。

若言桂枝发汗，则有悖于《金匮要略·奔豚气病脉证治第八》中"发汗后，烧针令其汗，针处被寒，核起而赤者，必发奔豚。气从少腹上冲心者，灸其核上各一壮，与桂枝加桂汤，更加桂二两"。此条文论误治，烧针逼汗，重伤其阳。若桂枝有发汗功效，更加桂二两成五两，服之岂不大汗亡阳？仲景举此条意为纠正误汗伤阳，再发汗岂不自相矛盾？再如第 64 条："发汗过多，其人叉手自冒心，心下悸，欲得按者，桂枝甘草汤主之。"方中只两味药，桂枝一味药用量达四两，本已过汗，岂有再用桂枝发汗道理？故凭此两条，桂枝无发汗之力明矣。再看第 25 条"服桂枝汤，大汗出，脉洪大者，与桂枝汤如前法"，"如前法"即"啜热稀粥"和"温覆"法服桂枝汤致"微汗出"，仲景从另一方面提出以"微汗"调和营卫，可止大汗（仲景于第 53 条中亦用此法，可参见），可见，依法服桂枝汤致"微汗"以调和营卫的作用与单纯发汗作用不可混为一谈。

桂枝无单用之方，进一步探讨桂枝发汗本意，需从桂枝汤中体会。《伤寒论》中原文论述本证的共 19 条，张仲景明言桂枝汤发汗的条文有"桂枝本为解肌，若其人脉浮紧，发热汗不出者，不可与之也"（第16条）；"病常自汗出者，此为荣气和，外不谐，以卫气不共荣气和谐故尔。以荣行脉中，卫行脉外，复发其汗，荣卫和则愈，宜桂枝汤"（第53条）；"病人脏无他病，时发热，自汗出，而不愈者，此卫气不和也。先其时发汗则愈，宜桂枝汤主之"（第54条）；"太阳病，发热汗出者，此为荣弱卫强，故使汗出，欲救邪风者，宜桂枝汤"（第95条）。仲景解说"微汗""先其时发汗""复发其汗"之目的是在于"和荣卫"，作用可以"解肌救邪风"（此救当作祛解），明言"发热汗不出者，不可与之也"，其实已明示后人桂枝没有发汗作用，其内调脏腑营卫，外和肌表营卫，凡有营卫之处莫不透达，并非专行于肌表，若欲发汗，必以"啜热稀粥""温覆"之法以助之。

李时珍在《本草纲目》中云："麻黄遍彻皮毛，故专于发汗而寒邪散；桂枝透达营卫，故能解肌而风邪去。"王好古谓桂枝："此乃调其营气，则卫气自和，风邪无所容，遂自汗而解，非桂枝能开腠理，发出其汗也。"可见，荣卫和则风邪自去，此桂枝调和营卫，解肌祛风作用自不待言，故提桂枝"和荣卫"而致"汗出"为恰当，因此时汗出为风邪去之佳兆，非强发而得，故仲景形容之"微似有汗""小汗出"，如"以其不能得小汗出，身必痒"（第23条），即言风邪不去，需"小汗"以"和荣卫"。"小汗出"乃荣卫调和之意，为这时腠理暂开而汗出，风邪出膜理即闭，此即"小汗"之意，也是桂枝被赋予发汗药的原本之意。此"小汗"乃是桂枝温通、透达、补益作用，使荣卫功能得到恢复之象，可看作其作用结果，祛风也只是其中之一，非如麻黄之发汗而致腠理开，当属于"和法"范畴，诚如第387条仲景所言："宜桂枝汤小和之。"

综上所述，桂枝非发汗之药，桂枝汤亦非发汗之剂，正如徐忠可所云："桂枝汤外证得之，为解肌和营卫，内证得之，为化气调阴阳也"。

第五节　麻黄妙用

麻黄，始载于《神农本草经》。为麻黄科多年生草本状小灌木草麻黄或木贼麻黄的干燥草质茎，其味辛、微苦，性温。其功效为发汗解表、宣肺平喘、利水消肿、温散寒邪。主治外感风寒表实证、风寒外束证、肺气壅遏喘咳证、水肿兼有表证、风湿痹痛证、阴疽证等。其实本品具有较强的宣通作用。既能宣通卫气，开泄腠理，祛外邪；又能宣通肺气，开启气门，平喘咳；更能宣通经气，通利关节，疗痹痛；还有宣通阴窍，输利水邪、消水肿。临床应用大大超出了解表药之范畴，广泛用于多种内伤杂病。中医药院校《中药学》教材称麻黄"归肺、膀胱经"。《本草纲目》称为"肺经专药"。笔者通过多年临床观察并结合仲景对麻黄的应用及现代药理研究结果认为，麻黄并非"肺经专药"，沿袭前述归经理论势必会妨碍麻黄其他功效的发挥，影响其临床应用范围。

一、理论认识

仲景用麻黄者共 29 方，其中《伤寒论》14 方：麻黄汤、葛根加半夏汤、麻杏石甘汤、桂枝麻黄各半汤、桂枝二麻黄一汤、桂枝二越婢一汤、(葛根汤、小青龙汤、大青龙汤为两书同用方)；《金匮要略》15 方：麻黄加术汤、麻杏苡甘汤、桂枝芍药知母汤、乌头汤、射干麻黄汤、厚朴麻黄汤、越婢加半夏汤、小青龙加石膏汤、越婢汤、越婢加术汤、甘草麻黄汤、麻黄附子汤、桂枝去芍药加麻辛附子汤、半夏麻黄丸、文蛤汤、《古今录验》续命汤、《千金》三黄汤。

（一）麻黄的功效

笔者依据麻黄在方剂中的作用，将其归纳为十一大功效，其功效和代表方剂有：发汗解表——麻黄汤；宣肺平喘——射干麻黄汤、厚朴麻黄汤、麻杏石甘汤；利水消肿——越婢汤、越婢加术汤、甘草麻黄汤；分消表里——大青龙汤、小青龙汤；祛痹止痛——桂枝芍药知母汤、乌头汤；温通心阳——半夏麻黄丸；温通肾阳——麻黄附子细辛汤；消汗止痒——桂枝麻黄各半汤；祛除风邪——小续命汤；宣通退黄——麻黄连翘赤小豆汤；温散牝疟——牡蛎汤。

（二）麻黄的主治

笔者认为麻黄的主治包含九个方面。麻黄治风，见于小续命汤、三黄汤、葛根汤；治寒，见于麻黄附子细辛汤、麻黄附子甘草汤；麻黄可用于湿病，代表方麻黄加术汤、麻黄杏仁薏苡甘草汤；亦可用于黄病，代表方麻黄连翘赤小豆汤、麻黄醇酒汤；麻黄治寒热(疟)，如桂枝麻黄各半汤、桂枝二麻黄一汤、桂枝二越婢一汤、牡蛎汤；治咳，如射干麻黄汤、厚朴麻黄汤；治水，如甘草麻黄汤、文蛤汤；《本草纲目》云"产后腹痛及血下不尽，麻黄去节为末，酒服方寸匕"，麻黄可用于治瘀，麻黄还可以治疗阴疽，代表方剂阳和汤。

（三）麻黄的配伍应用

麻黄配桂枝发汗力峻，麻黄辛温发汗，配桂枝透营达卫，则发汗力增强；配附子（乌头）发表温经，麻黄开太阳之表，附子温少阴之里，合用则发汗而不伤阳；配甘草缓发其汗，麻黄辛温，甘草甘缓，合用则缓发其汗，发越水气；配葛根解肌发汗，葛根甘平，升阳生津；麻黄辛温，能祛表邪，合之则能开腠理之闭塞，发汗祛邪而不耗津液；配升麻升阳解毒，《伤寒条辨》曰："邪深入而阳内陷，寸脉沉而迟也，故用麻黄升麻升举以发之。"麻黄升麻汤即以此二药宣发升举为主，使内陷之邪得以外透；配连翘解表退黄，麻黄宣散表邪，连翘清热解毒。伤寒用之"瘀热在里，身必发黄"证属表闭而湿热蕴郁发黄者，即二药相配，一辛一苦，一温一寒，使抑郁之温热通过发汗从皮肤外泄，或从小便而出；配熟地消散阴疽；麻黄温通发散，熟地滋阴补血，合用则可宣透皮毛腠理，内可深入积痰凝血；配石膏清热透邪，麻黄辛温宣肺，石膏清热入肺，合用之则清热透邪，宣肺平喘。

（四）麻黄类方鉴别

麻黄在甘草麻黄汤、越婢汤、越婢加术汤中分消表里，宣肺利水。一则走皮透表，宣散水湿；二则利水退肿。甘草麻黄汤，麻黄用量四两，与甘草相伍，用于治疗皮水（里水）无里热者；越婢汤麻黄用量六两，另加石膏、甘草、生姜、大枣，用于治疗风水表实兼有郁热之风水恶风，一身悉肿，脉浮而渴，续自汗出无大热证；越婢加术汤，麻黄亦用六两，配石膏、甘草、白术、生姜、大枣，用于治疗皮水（里水）夹里热之身面目黄肿，脉沉，小便不利症；麻杏石甘汤，麻黄用量四两，宣肺定喘，与石膏、甘草、杏仁相伍，用于治疗汗后邪热入里，壅肺作喘；麻黄附子汤，麻黄用量三两，利水退肿兼温通肾阳，与甘草、附子相伍，用于治疗少阴正水；麻黄附子甘草汤、麻黄附子细辛汤均用于治疗少阴病之太少两感，两方麻黄用量均为二两，温通肾阳，前方麻黄微汗解表，后方麻黄解表散寒；麻黄加术汤麻黄用量三两，辛温散寒祛湿，与桂枝、甘草、杏仁、白术相伍，用于治疗风湿在表的湿家身烦疼；麻杏苡甘汤，麻黄用量半两，辛凉轻宣利湿，与杏仁、甘草、薏苡仁相伍，用于治疗寒湿在表之一身尽疼，发热，日晡所剧者。

二、临床治验

（一）麻黄之宣通心阳

宋某，女性，71岁。初诊时间2007年1月12日。胸闷心悸气短，劳则加重，甚则心前区痛，犹有气窜顶痛彻背，失眠多梦，醒后复睡难，倦怠乏力，纳少脘痞，时烧心泛酸，便量少而不畅，1次/2~3日，手足干燥皲裂，畏寒无汗，夏月汗亦甚少，口干欲饮，饮而不多，舌淡红嫩苔薄白，脉细弱而缓。既往史：高血压病10余年，血压140~160/80~110mmHg。现血压140/80mmHg。冠心病5年，伴不稳定性心绞痛，窦性心动过缓。辅助检查：胃镜示慢性萎缩性胃炎伴糜烂；Holter检查示：①窦性心动过缓；②偶发房早；③阵发性T波低平；④短阵房速2阵，最长由6个房早组成，发于18:24，心率130/分，心率最低晚间38次/分；⑤HRV正常。

处方：茯苓50g，桂枝20g，炒白术15g，炙甘草20g，瓜蒌20g，薤白15g，姜半夏15g，炙麻黄5g，党参25g，麦冬15g，生地 25g。7 剂，姜枣为引，水煎服。

二诊：2007 年 1 月 19 日。药后心痛未作，心悸消失，汗渐出皮肤润，手足干燥皲裂减轻，烧心泛酸未作，便已通畅 1 次 / 日，仍时胸闷气短，纳少脘痞，饥则心率下降，50 次 / 分左右，有心中及脑中空虚感，舌淡红苔薄白，脉弦细。晚上心率 48 次 / 分，现在心率 65 次 / 分。

处方：茯苓 50g，桂枝 20g，炒白术 15g，炙甘草 20g，薤白 15g，姜半夏 15g，炙麻黄 5g，麦冬 15g，人参 5g，黄芪 50g，灵芝 15g，橘皮 25g，枳实 15g，厚朴 15g。7 剂，姜枣为引，水煎服。

按：便通积饮渐化，气机郁滞为主，故加枳实薤白桂枝汤而去瓜蒌；薤白辛开苦凉温通，上能助麻黄宣通胸中之阳气，下能行大肠之壅滞；生地滋阴养血润便，心悸已失，便已通，故去生地，以防其性腻碍胃敛邪，气滞湿饮。

三诊：2007 年 1 月 26 日。劳仍胸闷气短，较前减轻，前胸顶痛未作，手足指尖干燥皲裂已愈，余症平稳，舌淡红苔薄白，脉弦细。

处方：茯苓 50g，桂枝 20g，炒白术 15g，炙甘草 20g，薤白 15g，姜半夏 15g，炙麻黄 5g，麦冬 15g，人参 10g，黄芪 75g，灵芝 15g，橘皮 25g，枳实 15g，厚朴 15g。14 剂，姜枣为引，水煎服。

四诊：2007 年 3 月 16 日。春节外出停药至今，胸中已无不适，心中及脑中空虚感消失，偶有头胀痛时伴搏动感，纳食稍增，脘痞乏力减轻，睡眠好转，偶早醒，便调 1 次 / 日，舌淡红苔黄腻，脉弦细。现在心率 75 次 / 分。血压 150/90mmHg。

处方：茯苓 50g，党参 25g，炒白术 15g，炙甘草 20g，黄芪

25g，姜半夏 15g，炙麻黄 3g，麦冬 15g，橘皮 25g，枳实 15g，厚朴 20g，佛手 15g，香橼 15g，竹茹 15g，炒莱菔子 25g。14 剂，姜枣为引，水煎服。

按：虚不受补或补气力大，而致头胀痛，故去人参易党参，黄芪减量。

五诊：2007 年 4 月 3 日。头胸均无不适感，纳食正常，脘痞消失，眠已安，二便调，舌淡红苔薄白，脉弦细。仿半夏麻黄丸以缓图之，配丸剂巩固 1 个月。追踪半年，心率均在 60 次/分以上。

按：该患心脾两虚，兼心阳不振，故水气凌心，出现胸闷心悸气短，劳则加重，甚则心前区痛，犹有气窜顶痛彻背，伴失眠多梦，倦怠乏力，纳少脘痞等心脾两虚症状。故以苓桂术甘汤和四君子汤温阳化饮、振奋心阳、健脾益气；以瓜蒌薤白半夏汤加炙麻黄开豁胸中痰浊，宣达胸中阳气，使血脉畅通，通则不痛。后以益心脾、通心阳之丸剂巩固取效。《玉机微义·心痛》曰："然亦有病久气血虚损及素劳作羸弱之人患心痛者，皆虚痛也。"《医门法律·中寒门》曰："胸闷心痛，然总因阳虚，故阴得乘之。"

（二）麻黄之祛风止痒

孙某，女性，48 岁。初诊时间 2006 年 12 月 15 日。周身瘙痒反复发作 2 年余。2 年前冬季洗浴后感受风寒，周身出现大小不等、形态不一的风团，瘙痒，曾于大连医科大学附属第一医院诊断为寒冷性荨麻疹，应用抗过敏药病情好转。其后每遇冷水或凉风则发作，秋冬两季加重。平素手足逆冷，畏寒无汗，得桑拿可小汗出而身舒适，月经延后，2~3 天/35~40 天，量少色黑，有血块，末次月经 11 月 15 日，近日月经将至，小腹连腰冷痛，今来诊时坐凉椅周身风团又作，腰腹臀部多见，皮肤色，大小不一，高于皮肤的风团，周围稍有淡红色晕，皮肤划痕症阳性，舌黯红苔薄白，脉弦细。

处方：炙麻黄 5g，桂枝 15g，杏仁 15g，炒白芍 15g，炮附子 10g，细辛 15g，防风 15g，僵蚕 15g，蝉蜕 10g，当归 15g，川芎 10g，炙甘草 10g。7 剂，姜枣为引，水煎服。

按：先天禀赋不耐，腠理不密，风寒之邪侵袭肌表，出现风团，故用桂枝二麻黄一汤加细辛、防风、僵蚕、蝉蜕、川芎祛风解表。小腹连腰冷痛，加附子、当归温阳补血止痛。

二诊：2006 年 12 月 23 日。药后皮肤瘙痒明显好转，近日天凉下雪仍有皮肤瘙痒，但未见风团，手足稍温，仍无汗出，小腹连腰冷痛大减，末次月经 12 月 17 日至 20 日，量增，血块减少，舌黯红苔薄白，脉弦细。

处方：炙麻黄 10g，桂枝 15g，炒白芍 15g，炮附子 10g，细辛 15g，防风 15g，僵蚕 15g，蝉蜕 10g，当归 15g，川芎 10g，蛇床子 15g，炙甘草 10g。14 剂，姜枣为引，水煎服。

按：无汗出，身必痒，倍用炙麻黄，发汗祛风解表，加蛇床子止痒。

三诊：2007 年 1 月 8 日。皮肤瘙痒再减，外出遇风寒偶有皮肤瘙痒感，未见风团，手足渐温，夜卧使用电褥子得小汗出则身舒，舌黯红苔薄白，脉弦细。

处方：炙麻黄 10g，桂枝 15g，炒白芍 15g，炮附子 10g，细辛 15g，防风 15g，僵蚕 15g，蝉蜕 10g，当归 15g，川芎 10g，蛇床子 15g，炙甘草 10g。14 剂，姜枣为引，水煎服。

四诊：2007 年 1 月 25 日。诸症悉平，皮肤偶有瘙痒感，不搔自愈，瞬间即逝，月经30日而至，腰腹冷痛稍作可忍受，量可，夹少量黑色血块，舌黯红苔薄白，脉弦细。

处方：炙麻黄10g，桂枝15g，炒白芍15g，炮附子10g，细辛15g，防风15g，僵蚕15g，蝉蜕10g，当归15g，川芎10g，蛇床子15g，炙甘草10g。14剂，姜枣为引，水煎服。

五诊：2007年2月28日。春节外出活动较多，未按时服药，遇冷风偶有瘙痒，余无不适。

处方：炙麻黄7.5g，桂枝15g，炒白芍15g，炮附子5g，细辛15g，防风15g，荆芥15g，僵蚕15g，蝉蜕10g，当归15g，川芎10g，蛇床子15g，炙甘草10g。14剂，姜枣为引，水煎服。

按：风寒外束，风寒之邪壅阻于肌肤之间，不得宣泄，故周身出现风团，瘙痒。患者素体阳虚，故遇冷则疾病反复。故以桂枝二麻黄一汤加减，小发营卫之汗，治其身必痒，麻黄与桂枝同用，发汗解表；与杏仁同用，调和肺气；与细辛同用，辛温通阳，疏通血脉。防风、僵蚕、蝉蜕、川芎祛风，附子温阳，白芍养血，当归补血活血，共奏止痒之效。《伤寒论》第25条云："若形似疟，一日再发者，汗出必解，宜桂枝二麻黄一汤。"

三、总结与讨论

除此之外，麻黄还可应用在痹证的治疗中。其实，这点早在《金匮要略》中就被广泛采用，如原书治疗湿痹的麻黄加术汤、麻黄杏仁薏苡甘草汤，治疗历节病的桂枝芍药知母汤以及乌头汤等。

从上可见，麻黄的应用明显地突破了原有的治疗范围。而历代医家多取麻黄开腠发汗、宣肺平喘及行水化湿之功，治外感风寒，恶寒发热，无汗，咳喘，水肿等症，忽略了麻黄用于通调血脉，散邪止痒，以治痈疽、仆损及皮肤痒疹之证。《日华子诸家本草》也认为麻黄能"调血脉，开毛孔皮肤"。现代药理学研究发现，麻黄的挥发油具有发汗作用；麻黄碱能导致汗腺分泌增多、平喘、升高血压、增加心输出量及镇痛；D-伪麻黄碱有较强的利尿作用。此外还发现，麻黄还具有抗凝血、免疫抑制、抗氧化、抗炎及影响神经肌肉传递的作用。故笔者认为麻黄的临床应用关键在于精确的辨证。辨证方法是固定的模式，而辨证思维则是一个复杂的理性和非逻辑性（心悟即心灵感应）相结合的黑箱思维，是由抽象上升到具体的认识过程。辨证思维过程中的核心是抓住主症，分析病机，认准证候，把握这个核心则是难中之难，也只有把握这个核心才能保证理法方药的正确性、连贯性、统一性。

第六节　细辛不过钱

现代教材越来越"畏细辛如虎"。如《中药学讲义》第1版、第2版教材定细辛用量为2.5~10g，《中药学》第4版定为5g，第5版定为3g，以至于2000年药典规定：细辛用量为1~3g，成了地道的"不过钱"。考"细辛不过钱"之说最早源于宋代陈承《本草别说》，其曰："细辛，若单用末，不可过半钱匕，多用即气闷塞不通者死。"明代李时珍在《本草纲目》中引述曰"(承曰)细辛非华阴者不得为真，若单用末，不可过钱，多则气闷塞不通者死"，并将"半钱匕"改成"钱"。以宋明时期度量衡来计算，"钱"约合现在的3g。

细辛首见于《神农本草经》，列为上品君药120种内，虽未言用量，但可"久服"。继此以降，善用细辛者，张仲景实为翘楚。观仲景于《伤寒论》和《金匮要略》中应用细辛22处17个处方，其用量以三两为多见。虽然对汉代剂量的考证至今仍争论不休，有一两约为3g、5g、15g之别，但即使按《伤寒论讲义》中的一两折合一钱(3g)，"三两"折来也大约要9g。目前来说，大多医家也都支持这种换算，郭子光在《伤寒论汤证新编》、王占玺在《张仲景药法研究》、焦树德在《用药心得十讲》中都采用了这样种折算方式。据关庆增等对243例使用乌梅汤病案的药量统计，细辛最大用量为15g，作用为温"脏寒"；对使用小青龙汤治疗的医案 350 例资料统计，细辛的最大用量为 40g，取其温肺散寒、涤痰化饮；对 315 例使用麻黄细辛附子汤病案的统计表示，细辛的最大用量为 30g，以使寒邪外出、通彻表里、温经散寒。在这些方剂中，统计资料又显示细辛的常规用量多为 3~9g。

现代药理表明细辛的毒性主要来源于它的挥发油，大剂量的挥发油可使动物呈兴奋，继而出现麻痹，随意运动及呼吸运动逐渐减弱，反射消失，终因呼吸麻痹而死亡。这种挥发油的含量取决于细辛的剂型，如细辛散剂在 4~5g 时就使人产生胸闷恶心等不良反应；溶剂类型，如醇浸出剂的毒性明显高于水煎剂；水煎剂时取决于细辛的煎煮时间，如细辛煎煮 30 分钟之后，其毒性成分黄樟醚的含量已不足以引起中毒反应；另外还有细辛的用药部位。《本草纲目》言细辛因根细味极辛而得名，并指明但以根为入药部位。但是，据《中药大辞典》《中药学》第 7 版，现代细辛的入药部位已变为全草。药理研究表明：细辛的叶与根，挥发油含量具有显著的差异，所以古今细辛已不可同日而语。继续照搬"细辛不过钱"显然不合情理。进一步分析陈承的原意，可理解为单用细辛根粉末一次的用量，如果不论单方还是复方、入汤剂还是散剂、煎煮时间的长短等，而一味地将细辛用量限制在一钱之内，就是对"细辛不过钱"的一种误解。

笔者认为还有几点值考虑：现代的野生细辛地道药材少见，种植的细辛全草药材据抽样调查大多是"叶全而根残"，其挥发油成分必然明显偏低；现代人的营养、体质、寿命较古人要明显超越，接触各类药物的机会也多于古代人，因此对药物的耐受力也偏强；复方时煎煮药物的相互作用可能使细辛的挥发油成分遭到破坏。因此，笔者于临床中，恒用细辛 10~15g 于水煎剂中 (50 分钟以上)，治愈各种风湿病、头痛、三叉神经痛、咳喘、鼻炎等患者数百例，疗效卓著而未见有一例出现不良反应的。因此，大量的事实说明，在现实条件下，以细辛3g入复方，实为"隔靴搔痒"，药不能尽病而反令细辛倍受责难。所以，入水煎剂细辛的常用量当以10~15g为宜。至于单用散剂，"细辛不过钱"仍可为是。

第七节　附子、石膏同用

仲景《伤寒杂病论》中寒温并用法多见，而石膏与附子同用鲜见，究其原因，后人所谓一为大寒一为大热，药性截然相反，常法断无同用之理，两者相杀，相互拮抗，降低疗效，或者寒热格拒，加重疾病，造成病情危笃。笔者在多年临床实践中屡用石膏与附子配伍治疗多例疑难杂症取得满意疗效，现将二者同用之理浅谈如下。

一、源流探析

《金匮要略》《备急千金要方》开石膏与附子同用之先例，见于《金匮要略·水气病脉证并治》之越婢汤条下。越婢汤由麻黄、石膏、生姜、大枣、甘草组成，主治"风水恶风，一身悉肿，脉浮不渴，续自汗出，无大热"，方后又云"恶风者加附子一枚"。《备急千金要方》卷第七曰"风毒脚气"之越婢汤由麻黄、石膏、白术、附子、生姜、甘草、大枣组成，主治风痹脚弱，卷第十五上"脾脏上"之解风痹汤由麻黄、枳实、细辛、白术、防己（一作防风）、生姜、附子、甘草、桂心、石膏组成，均以石膏与附子配伍。后世医家之医案中亦有论述，可寻其踪迹。

二、古今应用

历代文献中均有关于附子、石膏同用的论述，虽二者药性相反，但古代医籍中附子、石膏同用的记载较为多见。如《医学入门》记载的大续命汤治痫角弓反张，瘛视口噤吐沫；《普济方》中羚羊角散治贼风；《医灯续焰》记载十七物紫参丸疗大人、小儿蛊痊，癥瘕积聚，瘦削，大、小便不利，卒忤恶风，胪胀腹满，淋水转注等。

以上所列举古方，均为附子与石膏同用。《证类本草》《本草品汇精要》《本草纲目》《外台秘要》《口诀》《修真秘旨》均记载附子石膏同用治疗头痛。在《成方切用》《金匮要略心典》《金匮要略浅注》《金匮要略方论》中记载二者同用治内热极，身体津脱，腠理开，汗大泄，历风气，下焦脚弱。

当代医家在继承的基础上对附子与石膏同用进行了创新，文献多为附子、石膏同用的经验介绍。祝味菊先生以附子配石膏治高热，认为二药同用，一以制炎而解热，一以扶阳而固本；徐小圃先生认为元阳虚于下，邪热淫于上，附子、石膏同用治小儿暑热证；岳美中常用六味地黄丸加石膏、附子治疗老年糖尿病，肾阳虚衰，或阴阳俱虚者，以附子推动石膏发挥止渴的作用；袁长津教授处以桂芍知母汤合二妙散加减治疗肌筋膜炎取得了良好的疗效；张伯臾将二者同用，标本兼顾治疗慢性支气管炎继发感染的肺心病；王海东等用"治鲁氏青行解解腹方"（麻黄6g，大黄15g，厚朴15g，石膏30g，苦参30g，制川乌10 g，制附子10g）治疗风湿病；杨建波等将自拟方加味真武汤治疗慢性心衰取得了良好的疗效，组方为：熟附子、白芍、生姜、炒白术、麻黄、石膏、大枣、甘草、白茅根、车前子、桃仁、红花；有医家认为，老年多器官衰竭后续治疗在老年慢性肺心病常规治疗基础上，可口服扩血管活性药物、静脉滴注蝮蛇清（抗）栓酶及口服中药汤剂（党参、黄芪、茯苓、白术、当归、赤芍、川芎、桃仁、红花、芦根、石膏、知母、麻黄、杏仁、地龙、桔梗、款冬花、鱼腥草、野菊花、附子、干姜、枳壳、厚朴、熟大黄、猪苓、泽泻、炙甘草等，随证加减）；还有医家用炙麻黄5g，附子1g，细辛2g，生石膏15g，杏仁4g，甘草4g，款冬花6g，葶苈子5g，苏子5g，陈皮5g，治疗小儿哮喘性支气管炎。这些经验均印证了附子与石膏可以同用，在多种疾病的治疗中发挥了作用。

三、石膏、附子及配伍效用归纳

石膏与附子可否同用，我们先对两味药的药性功效分别阐释：

（一）石膏解

《中医药讲义》从第1版至第7版均将石膏列为清热泻火药第一位，将其性味归纳为辛甘大寒，主治热在肺胃，大热、大渴、大汗、脉洪大的阳明气分经证，然而细考仲景用药心法，该药果为大寒，抑或微寒，值得探讨；只适用于实热证，阳明四大证需具备，亦值商榷。

《神农本草经》《神农本草经疏》《本草纲目》皆谓石膏气微寒、味辛甘无毒。《神农本草经》曰："主中风寒热，心下逆气，惊喘，口干舌焦，不能息，腹中坚痛，产乳，金疮。"既可用于产乳期，则性非大寒可知。张锡纯在《医学衷中参西录》中亦认为，石膏性属微寒，凉而能散，有透表解肌之力，为清阳明胃腑之圣药。

笔者根据《神农本草经》、张锡纯对石膏之论述，参照仲景用药之理，并结合自己的临证所得，认为石膏性凉、微寒，发挥药力处常在上、中焦，而寒凉不至下侵，其寒凉之性远逊于黄连、龙胆草、知母、黄柏等药，毫无寒中之弊，其退热之功又远大于诸药；其味辛甘性散清透而不壅滞，其质硬气轻，煎液清淡而不腻，用之对证并不伤胃，又不同于黄连、黄芩等苦寒而燥寓有伤阴之性，所以重用无妨。归纳石膏功效主要有三：一者可清热止汗、除烦止渴，不仅用于阳明实热之四大证，无论内伤外感皆可用之，即使他脏腑有热者亦可用之，如邪热壅肺之麻杏石甘汤，取其清肺平喘之功，且石膏微寒，必重用方效，如仲景白虎汤中石膏用量达到一斤，张锡纯亦云："实热炽盛者，必重用至四五两或七八两"；二者并非实热证可用，虚热证亦可用之，而用量宜轻，诸如仲景"妇人乳中虚，烦乱呃逆，安中益气"之竹皮大丸石膏仅用二分，"伤寒解后，虚羸少气，气逆欲吐"之竹叶石膏汤石膏虽用一斤，然其热实脉虚，故以人参佐石膏亦必能退热；三者又可"解肌发汗"（《名医别录》），用于热闭于内的无汗症，如《伤寒六书》之三黄石膏汤，即为取其辛散清透之性。

（二）附子解

附子，辛温大热，火性迅发，其性善行，内走肾经，通达十二经，无所不到，堪称扶阳第一要药。其彻内彻外、能升能降，上助心阳以通脉，外达皮毛而除表寒，里达下元而温固，可入窟穴而招浮游之火，引火归原，又可"益火之源，以消阴翳"，"离照当空则阴霾自散"，凡三焦经络，诸脏诸腑，果有真寒，无不可治。如《本草纲目》引虞抟云："附子纯阳之品，禀雄壮之质，有斩关夺将之势，能引参、术等补气药行十二经以追复散失之元阳；又可引归、地等补血药入阴分以滋养不足之真阴；引发散药开腠理，以驱逐在表之风寒；引温暖药达下焦，以祛除在里之冷湿。"

笔者在临床上，附子用量悬殊，用于引阳归舍 3~5g 足矣，遇虚痹骨痛、阴冷沉寒，必重用其效方弘。曾有一患自诉周身冰水流窜不息，笔者附子用量最多达到 250g，并反复叮嘱患者附子必先煎 1 小时以上，否则有中毒之弊。虽也曾有用 20g 附子不先煎的病例在案，但"不怕一万，只怕万一"的俗话仍是真理，古人云"行欲方而智欲圆，心欲小而胆欲大"，用药之道亦尽于此。

前人有"附子无姜不热"之说，附子除与姜桂相配回阳救逆，与参芪相辅益气固脱外，亦可与寒凉药配伍，如与大黄合用治虚寒便秘，与黄连合用治阳虚脘痞，与茵陈合用治寒湿阴黄等。可见附子之用，贵在知常达变，病有寒热错杂者，可寒热相配，扩大其用途。

（三）石膏、附子同用探赜

寒温并用，首推仲景，《伤寒论》《金匮要略》寒温并用方随处可见，代表方有黄连汤、五泻心汤、乌梅丸等，其中石膏、附子两者合用可见于越婢汤加减方中。笔者认为石膏辛甘微寒之品入气分，重用清中上焦之实火，轻用亦清虚热，既可清热止汗，又可解肌发汗；附子辛热，通达十二经络，既温元阳，又潜浮阳，能升能降，能开能通，量大温通，量小潜阳。二者合用，石膏得附子之辛热去其寒，变寒为凉，辛散遏其凉，以防寒气下流，附子得石膏而去其燥热，两药寒热相敌对，而与辛却又一致，一方面起制约作用，一方面又起协同作用，一清一温，一泻一补，相互制约，互为反佐，又相互为用，各司其职，交通心肾，水火相济，断无寒热格拒遏邪之弊，故可放胆用之。石膏与附子同用，专对既有热象又有寒象的真寒假热、真热假寒、阴盛格阳、阳盛格阴、上热下寒、寒热错杂证而设，临床应用可见于口腔溃疡、扁平苔藓、灼口综合征、糖尿病末梢神经炎等疑难杂症。

四、病例介绍

1.林某，男性，66岁。2010年7月13日初诊。口腔溃疡反复发作3年余。口腔黏膜及舌体溃疡多处，灼痛明显，食辛辣、饮酒则加重，心烦，失眠，烧心反酸，口干欲饮，大便干燥口鼻冒火感，长期间断服用万应胶囊、一清胶囊，近1个月来时感胃脘嘈杂不适，食凉则胃脘隐痛，舌边红苔薄白有齿痕，脉弦细。药用升麻5g，黄连5g，当归15g，生地25g，丹皮15g，生石膏75g（先煎），炮附子5g（先煎），盐柏10g，砂仁5g，焦栀子10g，儿茶10g，生甘草10g，朱砂1g(冲服)。服药7剂，溃疡愈合，睡眠改善，大便通畅，生石膏减至50g，朱砂减至0.5g，炮附子量不变，继服14剂，随访1年未再复发。

按：复发性口腔溃疡又叫"口疮""口糜"，周期性反复发作，西药多以维生素类治疗，疗效欠佳。该患虽然表现为心胃火盛证，但由于长期服用万应胶囊、一清胶囊，苦寒伤胃，必损脾阳，故治疗拟清胃散上清胃热，朱砂安神丸清泄心火，佐以封髓丹纳气归肾，补土伏火，儿茶清热止酸，敛疮生肌，酌加少量炮附子扶胃固阳，导龙入海，其中生石膏与炮附子寒热并用，相佐相成，水火既济。

2.吴某，女性，50岁。舌下白色病损4月余。舌下、左颊黏膜可见白色斑面，舌边味蕾肿大，遇辣则痛，口干口苦不显，纳可，便不成形日一次，眠不实，梦多，月经2个月未行，时心烦，舌黯红苔薄白，脉沉细。诊断为扁平苔藓。既往有甲状腺功能减退，服用优甲乐1.5片/日。

处方：当归15g，炒白芍15g，柴胡10g，黄芩15g，炒白术15g，茯苓25g，炮附子5g（先煎），龟板10g（先煎），盐柏15g，砂仁5g，生石膏50g（先煎），升麻5g，黄连5g，防风15g，藿香10g，佩兰15g，焦栀子10g，牡丹皮15g，生甘草10g。7剂。病减，继服14剂，白斑消失。

按：该患者以肝郁血虚为主，故用加味逍遥散疏肝清热，养血健脾；加黄芩伍柴胡，增强其清透之力；清胃散合泻黄散共奏清脾胃之热；潜阳丹合封髓丹厚土伏火，引火下行；附子与石膏寒热并用，相反相成。

3.王某，男性，47岁。糖尿病病史4月余。现口干渴多饮、双膝凉无力，畏寒，左腰痛凉，尿浊有沉淀物，纳可，无烧心泛酸，饮茶饥饿感明显，大便不畅1次/日，夜眠多梦，倦怠乏力，动易汗出，舌黯红胖大苔薄白有齿痕，脉细。

处方：山萸肉15g，炒山药15g，熟地黄15g，茯苓25g，泽泻15g，牡丹皮15g，桂枝15g，炮附子7.5g（先煎），干姜5g，细辛5g，淫羊藿15g，骨碎补15g，生石膏75g（先煎），防风15g，玉竹15g，黄精15g，石菖蒲15g，萆薢15g，14剂。口干减轻，尿浊消失，饮茶则饥减，腰膝凉痛无力，见阳光则舒。随着患者口干症状渐减，生石膏减量到50g，炮附子加量至30g。继服21剂，口干消失，腰膝痛凉无力明显缓解。

按：该患阴损及阳，脾肾阳虚，方用金匮肾气丸加减以滋阴温阳补肾，其中桂附温补肾阳，具有"益火之源，以消阴翳"的作用，加石膏止渴。其中附子与石膏寒热并用，石膏制附子之热而不伤津，附子缓石膏之寒而不伤阳，患者以阳虚为本，故口干症状缓解后，炮附子加量而减少生石膏以增强温补肾阳之功。

综上所述，附子大热，石膏大寒，二者同用，附子制石膏之寒，石膏去附子之燥，相反相成，清温并用，在治疗寒热互结证、上热下寒证、寒热错杂证方面疗效显著。虽然二药寒热相反，但其归经不同。石膏入肺胃二经，而附子则入心脾肾经，从这个角度看二者同用并不矛盾，对于阳明热与太阴少阴寒并见者临床疗效显著。

现代药理学研究发现，附子具有抗炎，增强免疫及对心血管系统具有作用，石膏具有退热、增强免疫、抗病毒的作用。二者均有增强免疫的作用，附子主要对特异性体液免疫具有促进作用，石膏可增强机体杀菌免疫。附子具有强心、增加血流量的作用；石膏内服经胃酸作用，一部分变成可溶性钙盐，至肠吸收入血能增加血清钙离子浓度，从而抑制心肌兴奋性。

第七章

热病医案选辑

第一节 危重证验案选

一、脑出血开颅术后反复发热

滕某，男性，75岁。以"跌倒后口角歪斜21小时，伴意识障碍19小时"为主诉于2012年2月6日入院。患者入院21小时前跌倒后出现口角歪斜，恶心、呕吐，呕吐胃内容物1次，量约200mL，无意识障碍，无头晕、头痛，无二便失禁。家属急呼"120"送至当地医院救治，行头颅CT检查显示脑出血，收入院治疗。约19小时前患者突然出现意识障碍，为求系统诊治，家属呼叫"120"送至大连大学附属中山医院急诊，因病情危重收入EICU病房。患者发病以来无发热，无尿便失禁，无抽搐，无呕血。

既往史：糖尿病病史8年余，应用诺和灵30R早20U、晚22U皮下注射控制血糖，血糖控制尚可。8年前因青光眼行手术治疗。

入院查体：体温37.3℃，脉搏110次/分，呼吸22次/分，血压166/99mmHg，SPO$_2$89%。患者处于昏迷状态，由平车推入病房，口唇及四肢末梢发绀，查体不合作，全身皮肤黏膜无黄染，无皮疹及出血点，巩膜无黄染，双侧瞳孔等大正圆，直径约2.0mm，对光反射迟钝，气管居中，颈软。双肺呼吸音粗，未闻及明显湿啰音，心率110次/分，律齐，各瓣膜区未闻及病理性杂音。腹部平坦，肝脾未及。双下肢不肿，左侧肢体刺痛不动，右侧肢体刺痛可定位，双侧病理征阳性。

辅助检查：头颅 CT 检查（外院发病就诊）显示右侧基底节区可见类圆形高密度灶，大小约 3.0cm×2.6cm，累计 5 个层面（每个层面 6mm），右侧脑室受压，中线居中。

头颅 CT 检查（中山医院急诊）显示右侧基底节区及右侧侧脑室可见高密度灶，右侧基底节区高密度灶大小约 4.0cm×6.0cm，累计 6 个层面（每个层面 6mm），右侧脑室受压，中线向左侧移位约 1.5cm。

化验回报：血常规：白细胞 $9.1×10^9$/L，中性粒细胞 0.884，血红蛋白 151g/L，血小板 $254×10^9$/L；血气分析：pH7.416，$PaO_2$86.5mmHg，$PaCO_2$39.6mmHg，$SaO_2$87.5%；血生化：白蛋白 34.8g/L，谷丙转氨酶 18U/L，谷草转氨酶 26U/L，血糖 13.3mmol/L，血钾 3.8mmol/L，血钠 136mmol/L，血尿素氮 4.60mmol/L，血肌酐 82.7μmol/L；凝血象正常；血型 B 型，Rh 阳性。床头 X 线胸片显示左上肺炎。

入院诊断：①右侧基底节区脑出血破入脑室；②2 型糖尿病。

患者为二次脑出血，右侧基底节区脑出血破入脑室，出血量约 43mL，中线向对侧移位 1.5cm，意识障碍，左侧肢体瘫痪，手术指征明确，完善术前检查无手术禁忌证，于 2012 年 2 月 6 日全麻下行右侧额颞部开颅右侧基底节区血肿清除，去骨瓣减压术，术中清除血肿约 40mL。术后密切监测生命体征变化，给予脱水降颅压、营养神经、抗炎、化痰、调控血糖、促醒、清促醒、清除自由基、对症治疗。预防应激性溃疡及深静脉血栓形成。

2012 年 2 月 7 日（术后第 1 天）：患者仍呈昏迷状态，气管插管下呼吸机辅助通气，11:00 脱掉呼吸机，予以 5L/min 吸氧，12:10 患者呼吸困难，指脉氧 84%，再次予以呼吸机辅助呼吸。采用 SIMV+PS 模式，PEEP4cmH$_2$O，PS10cmH$_2$O，FiO$_2$50%，Vt510mL。患者出现发热，最高温度达 38.6℃，行痰培养、血培养检查寻找病原菌。复查头颅 CT 显示脑出血术后改变，中线结构未见明显移位，右侧颅骨部分缺如。肺 CT 检查显示双肺下叶炎症，右侧明显。患者补充诊断：肺内感染。给予三代头孢抗感染治疗。2012 年 2 月 8 日（术后第 2 天）：10：00 再次尝试脱离呼吸机，16:30 患者出现呼吸困难，指脉氧进行性下降，立即予以呼吸机辅助呼吸，约 5 分钟后症状好转，尝试脱机失败。2012 年 2 月 9 日（术后第 3 天）：患者意识好转，呈嗜睡状态，体温波动在 37.6~37.9℃，痰培养未见细菌生长，患者入院前未监测血压，入院后血压持续偏高（最高达 189/101mmHg）给予硝酸甘油持续泵入调控血压，给予脱离呼吸机成功，气管插管下自主呼吸平稳。2012 年 2 月 11 日（成功脱机第 2 天）：患者仍发热，痰量较多，继续完善痰培养化验。复查胸部 CT 显示双肺炎症改变，双侧少量胸腔积液。14：00 患者气管插管下呼吸困难，监测指脉氧下降至 78%，急查血气显示 pH7.450，PaO$_2$38.9mmHg，PaCO$_2$39.9mmHg，SaO$_2$76%，予以呼吸机辅助呼吸，采取 SIMV+PS 模式，PS10cmH$_2$0，PEEP10cmH$_2$0，FiO$_2$60%，指脉氧渐升至 94%，急查 D- 二聚体为 9.28mg/L。2012 年 2 月 12 日（术后第 6 天）：患者仍呈嗜睡状态，气管插管下呼吸机辅助呼吸中，模式及参数同前。患者发热，体温最高达 39.6℃，予以留取血培养。血常规：白细胞 16.4×10^9/L，中性粒细胞 0.785，血红蛋白 127g/L；血气分析：pH7.449，PaO$_2$138.9mmHg，PaCO$_2$35.4mmHg，

$SaO_2$98.6%，BE（B）0.7mmol/L。不排除中心静脉导管相关性感染，更换中心静脉导管，原中心静脉导管行细菌培养。2012年2月13日（术后第7天）：患者仍发热，最高达38.6℃，继续完善血培养及痰培养化验。查体：颈项强直（－），行腰椎穿刺化验脑脊液及脑脊液培养，细胞数10×10^6/L，排除颅内感染；化验尿常规及完善尿培养，排除泌尿系感染。考虑患者为肺内感染，高热，呼吸机辅助呼吸，行气管切开术。患者高热，气管切开下呼吸机辅助呼吸中，痰量较多，近期痰培养未回报，但胸部CT检查支持肺内感染，应用三代头孢抗生素近1周，体温仍呈现高热，故给予抗生素升级，应用广谱抗生素，更换抗生素为美罗培南注射剂1.0g，每8小时1次静脉滴注抗感染治疗，关注细菌培养及药敏试实验回报。

2012年2月14日（术后第11天）：患者血培养（2012年2月12日血样）回报：斯氏假单胞菌生长，药敏回报美罗培南对其敏感。继续应用美罗培南，维持目前剂量、频次抗感染治疗。痰培养回报为金黄色葡萄球菌（MRSA+）及鲍曼不动杆菌，依据药敏加用万古霉素注射剂1.0g，每12小时1次静脉滴注抗感染治疗，并联合氟康唑预防真菌感染。除了常规治疗外，还进一步加强吸痰护理，积极调控血糖，监测常规化验，加强肠内营养，增强免疫等治疗。

2012年2月17日（联合应用抗生素治疗第3天）：患者仍呈嗜睡状态，高热，体温38.5~38.9℃。头部切口拆线，甲级愈合。复查头颅CT提示脑室内血吸收，脑实质内残存血液基本吸收，脑室受压明显缓解，中线居中。痰培养显示为金黄色葡萄球菌及鲍曼不动杆菌生长，血培养回报（2012年2月13日血样）：斯氏假单胞菌生长。美罗培南对斯氏假单胞菌敏感，患者目前痰培养支持肺内感染诊断。化验回报：血常规：白细胞 18.7×10^9/L，中性粒细胞 0.901，血红蛋白 127g/L，血小板 310×10^9/L；血生化：白蛋白 28.6g/L，谷丙转氨酶 34U/L，谷草转氨酶 40U/L，血糖 8.85 mmol/L，血钾 4.3 mmol/L，血钠 139mmol/L，血尿素氮 7.36mmol/L，血肌酐 128.2μmol/L；尿镜检白细胞阴性，尿常规：尿隐血（+），尿蛋白弱阳性，尿葡萄糖（+）。

补充诊断：①菌血症；②低蛋白血症；③肾功能不全；④高血压病 3 级，极高危。

给予补充人血白蛋白纠正低蛋白血症，改善肾功能，目前已经应用美罗培南、万古霉素及大扶康联合静脉滴注抗感染治疗 3 天，患者仍无法脱离呼吸机，仍然高热，痰量较多，肺内感染合并菌血症，同时出现低蛋白血症和肾功能不全，目前患者病情较重，故请中医会诊治疗。

中医辨证治疗：

患者脑出血术后呈嗜睡状态，高热，合并肺内感染，菌血症，低蛋白血症，肾功能不全。给予抗感染、抗真菌及补充人血白蛋白纠正低蛋白血症、改善肾功能等对症治疗 3 天，患者仍无法脱离呼吸机辅助呼吸。

症见：神昏嗜睡，面色晦暗，左侧肢体活动不遂，口舌歪斜，鼻鼾偶有痰鸣，偶有躁扰不宁，身热，口臭，呼吸微弱困难，便秘。舌暗紫，苔黄腻，脉滑数。

本例患者脑出血术后血脉破溃，瘀血内生，合并脑水肿，痰浊内蕴，辨证为痰热瘀血，内闭于脑窍，阻于经络。痰热壅肺则呼吸微弱困难，偶有痰鸣，大便秘结则大肠腑气不通，痰瘀上损脑络则神昏嗜睡。舌暗紫，苔黄腻，脉滑数。为痰热瘀血之腑实证。

诊断：中风，中脏腑，闭证，痰热瘀血闭窍。

治法：清热化痰瘀，宣上通下，醒神开窍。

方药：宣白承气汤合涤痰汤、桃核承气汤化裁。酒军 15g，杏仁 15g，生石膏 100g（先煎），瓜蒌 25g，胆南星 10g，姜半夏 15g，橘红 15g，石菖蒲 15g，茯苓 25g，竹茹 25g，枳实 15g，桃仁 10g，桂枝 5g，芒硝 5g（烊化），生甘草 10g。

3 剂，水煎服。

按语：涤痰汤中去人参防痰热之壅，涤痰醒神清其上；肺与大肠相表里，宣白承气汤通腑泄热治其下，使邪有出路。桃核承气汤方中桃仁活血化瘀为主；桂枝温通经脉，辛散血结，助桃仁活血之功；大黄苦寒清泄热邪，祛瘀生新；芒硝咸，软坚散结；生甘草调和诸药，共为泻热逐瘀轻剂。桃核承气汤泻血热，散血结，其重点在于活血祛瘀。本方当在空腹时服用，因本证病位在下焦，先服药后进食，有利于药达病所。

上方脏腑表里合治，3 剂后，便通痰减，体温下降。上方去酒军，加郁金 15g，配合石菖蒲醒神。郁金味辛、苦、寒，归肝、胆、心经，对于热病神昏，癫痫痰闭者首选，且可凉血止血，活血化瘀，尤其配伍石菖蒲可祛痰解郁开窍，如《温病全书》记载的菖蒲郁金汤，运用在此例脑出血阳闭神昏痰瘀的患者最合适不过。

再服 3 剂后，体温下降至 37.7℃。上方去生石膏，加浙贝母 5g，天竺黄 10g 清化痰浊。去生石膏防止辛寒量大，加浙贝母清热化痰；天竺黄甘寒归心、肝经，可清热化痰，清心定惊，适合痰热神昏的患者；二药同投加强清化热痰，促进痰热神昏的患者神志恢复。

患者经中西医联合治疗 1 周后，体温恢复正常，痰量明显减少，将呼吸机条件逐渐调低，病情明显好转，但肺内感染尚未完全控制。同时患者出现急性右下肢静脉血栓形成。

症见：无发热，仍神昏嗜睡，面色晦暗，左侧肢体活动不遂，右下肢肿胀，口舌歪斜，偶有痰鸣，呼吸平稳，二便调。舌暗紫，苔薄黄腻，脉滑。

方药：导痰汤合当归芍药散化裁。

中药治疗后，右下肢血栓得以控制，无进一步发展，10天后右下肢肿胀明显改善，超声检查证实血管再通，肢体肿胀症状逐渐消退。前期肾功能不全化验证实肾功能恢复正常，原肺内感染控制理想，多次痰培养回报原致病菌无生长，经过努力成功脱离呼吸机，但脱机3天后，患者病情出现反复，再次出现呼吸衰竭，再次上呼吸机辅助呼吸，同时出现发热，痰培养回报有革兰阴性菌生长，患者出现新的致病菌引发肺内感染，给予抗生素静脉滴注联合中药治疗观察效果。

症见：神清，乏力、气短，咳嗽，发热，痰多色黄白相间，面色晦暗，右下肢肿胀明显好转，左侧肢体活动不遂，口舌歪斜，二便调。舌暗紫，苔薄黄腻，脉滑。

治法：益气养阴，化痰活血利水。

方药：导痰汤合生脉饮化裁。姜半夏15g，橘红25g，茯苓25g，竹茹50g，胆南星10g，石菖蒲15g，郁金15g，桃仁15g，益母草25g，赤芍15g，泽兰15g，鸡血藤25g，人参10g，麦冬25g，五味子10g，杏仁15g，炙甘草10g。

7剂，水煎服，每日2次。

西洋参粉2g，每日2次口服。

按语：患者术后虚实夹杂，痰瘀互阻为标，气血亏虚为本，加之近日脱机后宗气大虚，所以汤药中减少活血药，加入生脉散以扶正祛邪，方取人参甘温，补元气，益肺气，生津液；麦冬量大甘寒育阴清热，润肺化痰生津；人参、麦冬合用，则益彰益气养阴之功。五味子酸温，敛肺止喘，生津止渴。三药合用，一补一润一敛，益气养阴，生津止渴，敛阴止喘，使气复津生，汗止阴存，气充脉复，故名"生脉"。《医方集解》曰："人有将死脉绝者，服此能复生之，其功甚大。"方中加入杏仁，以润肺化痰，肃降肺气，加入西洋参甘、凉，可增加益气养阴之功效。

2012年3月14日11：10患者出现血压下降，血压86/53mmHg，四肢湿冷，尿量减少，给予快速补液后血压无回升，予以多巴胺持续泵入后血压恢复至125/78 mmHg，但需要多巴胺维持。培养示鲍曼不动杆菌及大肠埃希菌生长。补充诊断：感染性休克。继续抗感染、积极抗休克治疗，以及呼吸机辅助呼吸。目前患者病情较重，由泛耐药菌感染引起了感染性休克，所以调整中药方剂继续给予联合中药治疗。

症见：四肢厥逆，恶寒蜷卧，神衰欲寐，面色苍白，舌苔白滑，脉微细。

中医诊断：厥证，寒厥。

西医诊断：感染性休克。

治法：益气，回阳，固脱。

方药：加减复脉汤合参附汤化裁。红参10g，炮附子15g（先煎），炙甘草30g，桂枝15g，麦冬25g，生地黄25g，生白芍20g，五味子10g，阿胶10g（烊化），生龙骨50g（先煎），生牡蛎50g（先煎）。

7剂，水煎服。

按语：患者术后1个月，痰热持续耗损肺肾之津气，导致气阴两伤，损及阳气，出现阴虚阳衰之脱证（内闭外脱），当用《温病条辨》之加减复脉汤合参附汤化裁。《素问·生气通天论》曰："阳气者，精则养神，柔则养筋。"今心阳衰微，神失所养，则神衰欲寐；肾阳衰微，不能暖脾，升降失调，此阳衰寒盛之证，非纯阳大辛大热之品，不足以破阴寒，回阳气，救厥逆。故方中以大辛大热之附子入心、脾、肾经，温壮元阳，破散阴寒，回阳救逆。联合炙甘草之用有三：一则益气补中，使全方温补结合，以治虚寒之本；二则甘缓附子峻烈之性，使其破阴回阳而无暴散之虞；三则调和药性，并使药力作用持久；重用甘草，《名医别录》谓甘草"通血脉，利血气"，如四逆汤中炙甘草用量是附子2倍，以扶阳救逆。该患者温邪久羁，其津欲竭而速之死也，故以加减复脉汤复其津液，阴复则阳留，庶可不至于死也。方中阿胶乃血肉有情之品为引经药，取生脉散、芍药甘草汤以滋阴扶阳，该方亦为炙甘草汤。四逆汤去姜之辛散以防伤阴散阳，使阳复厥回，同时加生白芍收三阴之阴，取加减复脉汤复脉中之阴，炙甘草汤和阴阳，养气血，以复脉，桂枝汤调和营卫，兼以退热之功。阴阳同补，阳化阴生，意在用古法而不拘用古方，为医者之化裁也。

患者术后2个月余，无发热，神志清楚，仍需呼吸机辅助呼吸，多次试脱机失败，但每次试脱机坚持时间延长，最长脱离呼吸机时间为12小时。此乃气虚清阳不升，中气下陷，治宜补益脾胃中气，升阳举陷。方药补中益气汤合生脉汤化裁。

2012年5月14日（患者术后第80天）：患者成功脱离呼吸机。

2012年5月17日患者由ICU转回病房，病情进一步平稳，1周后出院行康复治疗。随诊半年，成功封气管插管并成功拔除气管插管。随诊1年，患者神志清楚，问答合理，可独立行走。

二、脑出血合并肺内感染

于某，男性，68岁。以"进行性意识障碍饮水呛咳15天，加重1天"为主诉于2013年12月18日入院。患者入院前发现颅内血管畸形合并巨大动脉瘤10个月余，家属考虑患者治疗风险选择门诊观察随诊。约半个月前无明显诱因出现意识障碍，且进行性加重，同时伴有饮水呛咳。1天前上述症状明显加重，在当地医院就诊。行头颅CT检查显示颅内斑片状出血，胸部CT显示双下肺坠积性肺炎，为进一步诊治到大连大学附属中山医院就诊，以"右侧大脑中动脉巨大动脉瘤"收入院。患者自发病以来无发热，无抽搐，无恶心呕吐，痰量多，为黄色黏痰，饮食呛咳，睡眠欠佳，二便基本正常。

既往史：2型糖尿病病史7年，口服二甲双胍降糖治疗；2006年发现血压偏高，最高180/100mmHg，不规律口服氨氯地平降压治疗；否认心脏病病史，否认肝炎、结核等传染病病史，否认食物及药物过敏史。

入院查体：体温36.3℃，脉搏78次/分，呼吸18次/分，血压140/80mmHg。平车推入病房，意识模糊，问话不答，查体不配合，口唇及四肢末梢发绀，双侧瞳孔等大正圆，直径约3.0mm，对光反射迟钝，左侧鼻唇沟略浅，伸舌不配合，颈软。双肺呼吸音粗，双下肺散在痰鸣音，心率78次/分，律齐，各瓣膜区未闻及病理性杂音。腹平坦，肝脾未及。双下肢不肿，左侧肢体肌力0级，左侧腱反射消失，右侧肢体肌力Ⅳ肌，左侧巴宾斯基征阳性，右侧巴宾斯基征阴性。

辅助检查：胸部CT（2013年12月17日外院）显示双肺纹理增粗、紊乱，双肺下叶毛玻璃样改变。头颅CT（2013年12月

17 日外院）显示右侧颞叶类圆形团块影，大小 4.1cm×6.1cm，边界清，周围有点状稍高密度影，中线左移。头颈部 CTA（2013 年 12 月 20 日大连大学附属中山医院）显示增强后经 MIP、MPR、VRT 重建显示双侧颈总动脉近分叉处见少许斑点状钙化斑块影，管腔未见明显狭窄，余示双侧颈总动脉、锁骨下动脉、颈内颈外动脉走行自然，管壁光整，未明显狭窄段及斑块影。双侧椎动脉走行自然，管壁光整，未见明显狭窄段及斑块影。C_4-C_6 双侧钩椎关节增生变尖，相应椎动脉受挤压；右侧额颞病灶与右侧大脑中动脉相连，右侧额颞部可见迂曲扩张的血管团，局部似与大脑中动脉、前动脉分支相连，病灶周围见迂曲扩张静脉影引流至横窦及矢状窦，病灶明显推挤邻近血管，右侧大脑中动脉 M1 段以远未见显示。DSA（2013 年 3 月 11 日外院）：右侧颈总动脉造影时见右侧大脑中动脉 M1 段以远不显示，显示巨大的动脉瘤 (5cm×7cm) 与大脑中动脉 Ml 段相连。双侧颈总动脉造影可见前交通动脉开放良好，右侧额颞顶可见一 AVM 血管畸形团，有数条粗大的引流静脉引流上矢状窦以及直窦，该血管畸形团在左侧颈总、双侧椎动脉的造影时候均可显影，右侧颈总造影时不显示。

入院诊断：①右侧大脑中动脉巨大动脉瘤；②颅内动静脉畸形；③肺内感染；④2 型糖尿病；⑤高血压病 3 级，极高危。

患者入院后完善入院检查（如实验室检查、心电图等），给予营养神经、预防应激性溃疡、补液等对症治疗；患者肺内感染，给予抗感染、盐酸氨溴索雾化排痰治疗；完善痰培养检查，患者不能进食行留置胃管鼻饲。患者颅内动脉瘤、脑血管畸形有破裂出血的风险，充分告知家属，家属表示理解病情。患者入院后第 3 天出现痰量增多，发热，体温 38.2℃，有痰，意识障碍进一步加重，呈昏睡状态。复查胸部CT：双肺纹理增强、模糊。右肺下叶近背侧胸膜下可见片状模糊影，边界不清。肺内另见多处类圆形薄壁透亮区，双侧胸膜腔内可见新月形水样密度影。患者病情加重，巨大动脉瘤及血管畸形手术指征明确，但手术风险较大，结合患者现肺内感染较重，且合并胸腔积液，家属考虑风险较高暂拒绝手术治疗。给予促醒、脱水降低颅内压、营养神经、抗炎、化痰、预防应激性溃疡等对症治疗。给予哌拉西林钠/他唑巴坦静脉滴注抗感染治疗，同时完善痰培养检查，关注检查结果。入院后第5天患者意识障碍进一步加重，呈浅昏迷状态，GCS评分8分（E3L2M3），并出现指脉氧下降（85%~90%），仍然发热，体温38.0~38.9℃，血气分析：pH 7.42，$PaO_2$40.9mmHg，$PaCO_2$44.2mmHg，$SaO_2$86%；血常规：白细胞19.8×10^9/L，中性粒细胞0.873。患者出现I型呼吸衰竭，建议转至ICU行气管插管，呼吸机辅助通气，家属明确拒绝。入院后第7天患者意识障碍进一步加重，呈中度昏迷状态，GCS评分5分（E2L1M2），指脉氧下降（85%~89%），仍然发热，体温38.3~38.5℃，胃管内引出黑褐色胃内容物，胃内容物隐血试验阳性。痰培养回报：肺炎克雷伯菌生长，对哌拉西林钠/他唑巴坦敏感，余抗生素耐药。患者肺内感染进一步证实，同时出现应激性溃疡并发症，而且患者肺内感染加重，高热，痰培养细菌耐药，故决定采取中西医结合治疗。

中医辨证治疗：

症见：神昏、发热，口唇及四肢末梢发绀，左侧口角偏低，左半身不遂，饮水呛咳，咳嗽、咯出大量黄色黏痰，鼻饲胃管内引出黑褐色胃内容物，大便秘结，舌紫暗苔黄腻，脉弦滑数。

《素问·调经论》云："血之与气并走于上，则为大厥。"该患者年近七旬，久患"大脑中动脉巨大动脉瘤"，颅内动静脉畸形，血之与气并走于上多年，虽未发大厥，然近半个月出现渐进性的出血性脑卒中症状。

该患者年近古稀，肾精不足，髓海亏虚，水不涵木，肝阳易张，心火怫郁，"心神昏冒，筋骨不用，而卒倒无所知也"（《素问玄机原病式·火类》），风动阳亢于上则动血出血，出现"颅内斑片状出血"；离经之血便为瘀，风夹瘀血阻滞脑络，脑为元神之府，故神昏肢瘫，元神失控；脏腑功能失调，故肺失宣降，肺津不布，反而聚湿成痰，故呛咳，痰多，化热则色黄黏稠；肺手太阴经脉"起于中焦，下络大肠，还循胃口，上膈属肺……"肺热必伤胃络，故引起胃出血。

诊断：中风，中脏腑，闭证，风痰瘀热伤络，三焦腑气不通。

治法：凉血止血，清热息风，化痰祛瘀，泻腑开窍。

方药：犀角地黄汤合宣白承气汤加减。水牛角100g（先煎），生石膏100g（先煎），生地黄30g，赤芍15g，牡丹皮15g，玄参15g，麦冬25g，黄芩15g，胆南星10g，全瓜蒌25g，杏仁15g，酒军10g，生甘草15g。

3剂，水煎服，早晚各一次。

鼻饲安宫牛黄丸，每日1丸。

三七粉，每日4g，分2次口服。

按语：安宫牛黄丸清热解毒，开窍醒神。《温病条辨·上焦篇》云："太阴温病，血从上溢者，犀角地黄汤合银翘散主之，其中焦病者，以中焦法治之。"该患者颅内斑片状出血，胃内应激性出血，属上焦合中焦胃热病，故以犀角地黄汤合宣白承气汤，清热开窍，凉血止血。清胃肠之郁热，化肺之痰热。三七粉止血而不留瘀，祛瘀而不伤血，行瘀血而敛新血，脑胃同治。

患者服用上方 3 天后，体温下降至 37.8~38.2℃，呛咳止，痰量减少色转白，大便通畅；胃管内引流物颜色转黄褐色，隐血试验阴性，便隐血阴性，消化道出血治愈。查体患者余症同前，舌暗红，苔黄腻转白腻，脉弦滑数。

予以停服安宫牛黄丸，上方去瓜蒌、制大黄，加浙贝母 10g，桔梗 15g，增加宣肺清热化痰之力。

中药再服 3 天，患者体温恢复正常，咳嗽减轻，大便通畅，但仍处于昏迷状态，舌质暗红，白腻苔逐渐退去，脉弦滑。

上方去生石膏、杏仁、三七，加石菖蒲 15g，郁金 15g，加强化痰醒神之功。

2014 年 1 月 8 日，患者突然又出现发热，体温 37.8~38.5℃，畏寒，仍处于昏迷状态，尿培养提示真菌生长。补充西医诊断：泌尿系感染。

症见：神昏、发热，口唇及四肢末梢发绀，左侧口角偏低，左半身不遂，尿频，舌紫暗苔白，脉弦滑数。

诊断：①中风，中脏腑，闭证，风痰瘀血；②淋病，热淋。

治法：凉血止血，清热息风，化痰祛瘀，清热利尿。

方药：犀角地黄汤合清宫汤化裁。水牛角 100g（先煎），生地黄 30g，赤芍 15g，黄芩 15g，牡丹皮 15g，玄参 15g，麦冬 25g，桔梗 15g，胆南星 10g，浙贝母 10g，郁金 15g，石菖蒲 15g，金银花 25g，连翘 15g，竹叶 10g，生甘草 15g。

3 剂，水煎服，早晚各一次。

服药 3 天后，患者体温降至 36.6~37.1℃，无发热畏寒，血、尿、痰培养无细菌及真菌生长。上方去竹叶、金银花、胆南星，继服 6 天，无手术禁忌证，待手术治疗。

按语：患者突发热淋，为心热下移于小肠经，故上方加金银花 25g，连翘 15g，竹叶 10g，意取《温病条辨·上焦篇》"神昏谵语者，清宫汤主之"。其功用在清心解毒，养阴生津利尿。"宫"乃心之宫城，即心包；本方证乃温热之邪陷入心营，逆传心包所致，特点是犀角取尖，余皆用心，目前药房无诸药之心，但取连翘象心，心能退心热；竹叶锐而中空，能通窍清心，即以清心包之热，补肾中之水，且以解毒辟秽，发热日久阴虚较甚，加麦冬增强清心养阴之力。用于上证，可使心营热清，水火交融，热毒清解，心神得安。

2014 年 1 月 20 日患者在全麻下行右侧扩大额颞入路右侧大脑中动脉动脉瘤夹闭、切除术。

术后第 1 天，患者意识好转，呈朦胧状态，成功脱离呼吸机，拔除气管插管。术后第 2 天，患者神志转清醒，但反应迟钝，言语笨拙，左侧肢体肌力仍为 0 级。术后第 7 天切口拆线甲级愈合，患者言语笨拙明显好转，但左侧肢体肌力仍为 0 级。因为患者在术前的中西医治疗中得到确实疗效，故家属强烈要求继续中西医联合治疗，以促进肢体功能康复。术后第 10 天，中西医联合治疗肢体瘫痪第 3 天：患者神清，言语缓慢，左侧肢体肌力Ⅰ～Ⅱ级。术后第 13 天，中西医联合治疗肢体瘫痪第 6 天：患者左侧肢体肌力Ⅱ～Ⅲ级。术后第 20 天，中西医联合治疗肢体瘫痪第 13 天：患者左侧肢体肌力Ⅳ级。复查头颅 CT 示动脉瘤占位效应消失，右侧侧脑室形态恢复，中线回位。头颈部 CTA 示：右侧大脑中动脉动脉瘤消失。

患者出院进行康复治疗。出院后 1 个月复诊，生活完全自理，神志清楚，言语流利，四肢肌力Ⅴ级。出院后 6 个月复查 DSA 提示左侧大脑中动脉动脉瘤不显影。出院后 1 年随访，患者能正常生活，可爬山从事户外活动。

三、颅脑损伤术后肺内感染

陶某，男性，56岁。以"颅脑损伤术后颅骨缺失15天"为主诉于2014年3月11日入住中山医院。患者15天前在外国出差期间因车祸致伤，伤后昏迷，送往当地医院入院治疗，诊断为重度颅脑损伤，行开颅手术治疗（颅内血肿清除去骨瓣减压、脑室外引流术），术后昏迷未醒，后行气管切开，术后并发肺内感染，病情稳定后回国，为进一步治疗而来就诊，以"颅骨缺失"收入院。发病以来患者昏迷，发热，痰多，无抽搐，鼻饲饮食，留置导尿中，大便失禁。既往史：脂肪肝病史多年。入院查体：体温37.0℃，脉搏85次/分，呼吸18次/分，血压124/92mmHg。昏迷，GCS评分3分（E1L1M1），头部切口愈合良好，无渗出，减压窗张力较高，双侧瞳孔散大固定，直径约4.0mm，对光反射消失，颈软，气管套管固定良好、通畅，双肺呼吸音粗，可闻及痰鸣音，双巴氏征（﹣），脑膜刺激征（﹣）。入院诊断：①颅骨缺失；②重度颅脑损伤术后；③肺内感染；④脂肪肝。患者入院后完善常规检查及痰培养化验，同时针对肺内感染给予哌拉西林钠/他唑巴坦静脉滴注抗感染治疗，患者痰量较多，黄白色，发热，体温37.8~38.2℃，外周血象示白细胞及中性粒细胞较高。3天后痰培养回报为：铜绿假单胞菌生长，仅对阿米卡星敏感，更改为阿米卡星静脉滴注抗感染治疗，但患者痰量不减少，为黄白色稠痰，体温继续升高达39.3℃，时有寒战、痰鸣气喘，舌质红，苔黄。第6天结合中药治疗，第9天，体温平稳，痰量减少，复查胸部CT炎症好转，12天后痰培养回报为正常菌群生长。

中医辨证论治：

该患半个月前遇车祸，因重度颅脑损伤行开颅手术（颅内血肿清除去骨瓣减压、脑室外引流术），术后昏迷未醒，气管切开术后并发肺内感染，后以"颅骨缺失"入院，入院后体温逐渐上升，最高为39.3℃，抗感染治疗不效，故请中医会诊。

主症：昏迷，发热，体温39.0℃，往来寒热，汗出热不退，痰鸣气喘，痰多，黄白色，舌红苔黄，脉数。

诊断：风温肺热病，痰热壅肺，中风，中脏腑。

治法：清热宣肺，止咳化痰。

方药：麻杏石甘汤合自拟小柴胡升降汤化裁。炙麻黄10g，杏仁20g，生石膏150g（先煎），柴胡15g，黄芩15g，姜半夏15g，白参10g，僵蚕20g，蝉蜕15g，金银花25g（后下），连翘15g，鱼腥草50g，桔梗20g，生甘草10g。

7剂，水煎服，日3次。

按语：该患脑外伤术后元气大伤，外邪上受，首先犯肺，防犯心包，当截断在肺心气血之间。该患高热寒战，痰多黄白黏稠，甚至痰鸣气喘，故以麻杏石甘汤辛凉疏表，清肺化痰为君，其中石膏量为麻黄的15倍，可见本方为辛凉之重剂。麻黄得石膏去性取用，为止咳平喘要药。麻黄与石膏相制为用，宣肺平喘而不助热；清解肺热而又不凉遏。邪入少阳则寒热往来，故以小柴胡汤截断在表里之间，正如秦伯未所云："和其里而解其表……使邪从外出。"《成方切用》中柴胡桔梗汤专治咳嗽，即小柴胡汤加桔梗入肺之所用。取升降散中僵蚕、蝉蜕升清中之清，调节气机，改善颅内压。不用泻胃肠浊中之浊的姜黄、大黄，而用姜半夏、黄芩、杏仁、生石膏降肺之痰浊、泻肺之热邪。脑为至清之窍，肺为清气之主，肺朝百脉，气清则血宁，心神得安，故加金银花、连翘质轻升浮透散之品，透达表邪，兼以清热解毒。重用鱼腥草专引诸药入肺经，清热解毒，生甘草和诸药而解百毒。诸药合用，清、宣共施，扶正祛邪化痰同用，更能调和于寒温宣降之间，伤寒方证与温病方证结合并用，共奏杂合以治。

四、蛛网膜下腔出血合并肺内感染

谢某，女性，83岁。以"突发剧烈头痛"为主诉入院。患者入院前5天大便时因排便困难用力后突然出现全头部剧烈疼痛，呈"炸裂样"疼痛，并有言语不清，恶心、呕吐数次，均为胃内容物，急诊送至大连市第五医院，行头颅CT检查示"蛛网膜下腔出血"，转入中心医院住院治疗，行全脑血管造影示"颅内动脉瘤"，为求手术治疗而转入中山医院就诊。急诊以"颅内动脉瘤"收入病房。患者发病以来神志清楚，现头痛有所缓解，否认头部外伤，无发热，无抽搐，无四肢活动不灵，无二便失禁。既往史：高血压病史30年，最高血压170/100mmHg，未规律服药治疗。入院查体：体温36.2℃，脉搏78次/分，呼吸18次/分，血压155/102mmHg。神情，言语不清，问答合理，查体合作，双眼睑无下垂，双侧瞳孔等大正圆，直径约3.0mm，对光反射灵敏，双额、鼻唇沟纹对称，伸舌居中，颈强（+），心肺听诊未见异常，腹膨隆，下腹部见纵形长约20cm手术切口瘢痕愈合，全腹无压痛、反跳痛及肌紧张，肠鸣音1~3次/分，未闻及气过水声及金属音，四肢肌力Ⅴ级，肌张力正常，躯干四肢深浅感觉正常，双巴氏征（−），克、布氏征（+）。Hunt-Hess Ⅰ级。辅助检查：头颅CT（市五院）显示鞍上池、双侧侧裂池、环池，以及第三、四脑室可见片状高密度影，中线结构居中，脑室形态正常。全脑血管造影（市中心医院）示左侧颈内动脉后交通段见囊性突起，表面见囊泡，指向后下内方，大小约 1.5cm×1.5cm×2.0cm。入院诊断：①左侧颈内动脉后交通动脉瘤；②自发性蛛网膜下腔出血；③高血压病 2 级，极高危。

患者入院后完善常规检查，给予降颅压、止血、营养神经、抗血管痉挛、雾化吸入、补液、对症治疗，因患者处于蛛网膜下腔出血第 5 天，为脑血管痉挛期，择期手术治疗动脉瘤。入院第 3 天，患者出现发热、咳痰、喘憋，外周血象示白细胞及中性粒细胞高，双肺底出现少量湿啰音，立即完善痰培养化验，同时给予哌拉西林钠 / 他唑巴坦静脉滴注抗感染治疗，用药后患者痰量无明显减少，仍发热，体温 37.9~38.8℃，血常规检查示：白细胞及中性粒细胞偏高。3 天后（入院第 6 天）痰培养回报为：肺炎克雷伯菌及铜绿假单胞菌生长，两种细菌对目前应用的哌拉西林钠 / 他唑巴坦均耐药，针对痰培养结果应用两种细菌均敏感的亚胺培南抗感染治疗，更改抗生素抗感染治疗后患者痰量减少，体温下降至 37.4~38.1℃。1 周后（入院第 10 天），患者逐渐出现痰量增多，呈淡黄绿色，嗜睡，高热（最高体温 39.7℃），血常规检查示白细胞升高，双肺痰鸣音明显增多，同时患者出现呼吸困难，血气分析提示呼吸衰竭，给予经口气管插管后呼吸机辅助呼吸治疗。痰培养回报仍为肺炎克雷伯菌及铜绿假单胞菌生长，但铜绿假单胞菌为泛耐药菌，对目前应用的亚胺培南耐药，结合治疗过程中病情反复，病情加重，泛耐药铜绿假单胞菌生长，此时患者呼吸机辅助呼吸，高热，不省人事，吸除痰液为铁锈样痰，舌质红，舌苔黄，脉洪滑数，大便秘结，决定中西医结合治疗。

中医辨证论治：

该患以"突发剧烈头痛"在急诊就诊，头颅 CT 检查示"蛛网膜下腔出血"，全脑血管造影示"颅内动脉瘤"，为求手术治疗而入院。入院第 3 天出现肺内感染症状。入院第 10 天出现高热，呼吸困难，血气分析提示呼吸衰竭，经口气管插管后呼吸机辅助呼吸。继则出现神昏，急请中医会诊。

主症：神昏，高热 39.7℃，喘鸣，咳痰，吸出痰液为铁锈样，大便秘结，小便短赤，舌暗红苔黄腻，脉洪滑数。

诊断：风温肺热病，痰热壅肺，昏迷，热陷心营。

治法：清肺化痰，凉血散瘀。

方药：犀角地黄汤合麻杏石甘汤化裁。水牛角 100g（先煎），生石膏 200g（先煎），金银花 25g（后下），连翘 20g，炙麻黄 10g，杏仁 20g，瓜蒌 25g，芦根 50g，丹皮 15g，赤芍 15g，黄连 10g，麦冬 25g，生地黄 25g，酒军 10g，炙甘草 10g。

7 剂，水煎服，早晚各一次。

1 周后患者体温逐渐平稳，痰量减少，血常规检查结果正常，成功脱离呼吸机，行气管切开，但患者意识障碍加重，复查头颅 CT 提示交通性脑积水，向家属交代病情，家属商议后放弃动脉瘤及脑积水手术治疗，要求对症非手术治疗。2 周后（入院第 25 天）患者痰培养回报未见肺炎克雷白杆菌及铜绿假单胞菌生长，为鲍曼 / 溶血不动杆菌，广泛耐药。此时，患者生命体征平稳，痰量不多，血常规检查示白细胞及中性粒细胞均正常，考虑为定植菌，患者出院。随诊 3 个月，患者能卧床生存。

按语：《温热论》云："温邪上受，首先犯肺，逆传心包。"耄耋之年，脑络出血，肺主气朝百脉，血病及气则伤肺，肺伤则外邪易从口鼻而入。出现高热神昏，咯铁锈样痰，为热入营血，逆传心包之证。《温病条辨·上焦篇》曰："太阴温病，血从上溢者，犀角地黄汤合银翘散主之。"银翘散偏入卫气分，入营血之力尚不及清营汤，故更替之。犀角地黄汤清热解毒，凉血止血而不留瘀。方中咸寒之水牛角清解营分之热毒，生地黄、麦冬清热凉血、滋阴养血，丹皮、赤芍凉血散瘀，金银花、连翘合芦根亦有银翘散之透达作用，配水牛角、黄连、生地黄、麦冬则更加强清营解毒、透热转气之功效。正遵《素问·至真要大论》"热淫于内，治以咸寒，佐以苦甘"之意。麻杏石甘汤重用生石膏200g，20倍于炙麻黄，此方乃辛凉重剂。麻黄与石膏相制为用，宣肺平喘而不助热，清解肺热而不凉遏。方中生石膏、酒军、瓜蒌、杏仁乃是《温病条辨》之宣白承气汤，上治肺之痰热，下通大肠之腑实，宣上通下脏腑同治。全方共奏气血两清、清肺化痰、凉血散瘀之功。

五、颅内感染 1

毕某，女性，57 岁。患者以"头痛 1 个月"为主诉于 2011年 3 月 11 日入住大连大学附属中山医院。患者 1 个月前无明显诱因出现头痛，为胀痛，晨起明显，躺下可轻度缓解，无恶心、呕吐，无走路不稳，未曾去其他医院就诊。现患者精神不振，无发热，无抽搐，二便无异常。既往史：20 余年前查头颅 CT 发现松果体区占位性病变，未治疗。入院查体：体温 36.7℃，脉搏78 次 / 分，呼吸 16 次 / 分，血压 125/80mmHg。神清语明，精神不振，应答合理，自主体位，查体合作。双眼睑下垂，双侧瞳孔等大正圆（D=3.0mm），对光反射灵敏，双眼同向右视有重影感，两侧额纹、眼裂、鼻唇沟对称，无眼球震颤，咽反射正常，伸舌居中。双侧肢体肌张力正常，两侧肢体及躯干浅深感觉无障碍，双侧巴宾斯基征（－），指鼻试验（－），跟膝胫试验（－），颈软。辅助检查：头颅 MRI+CT 回报：第四脑室可见不规则混杂信号，T1WI 低信号，散在结节状高信号影，T2WI 呈混杂信号，病灶大小约 1.8cm×1.4cm×3.5cm，脑干受压，中脑导水管及三脑室、双侧侧脑室扩张。中线不偏。T1WI 结节状高信号影。头颅 CT 可见第四脑室上区有类圆形高密度灶，大小约 1.77cm×1.5cm，病灶边缘见形态不规则高密度钙化影，脑干及周围脑质受压，中线居中。入院诊断：第四脑室占位性病变。于 2011 年 3 月 28 日全麻下行枕下正中入路第四脑室占位性病变切除术。术后病理诊断：脉络丛乳头状瘤。术后 1 个月（2011 年 4 月 28 日）患者头痛、发热，怕冷，最高体温 38.5℃。查体：切口甲级愈合，颈项强直（++），克氏征、布氏征阳性。外周血常规检查示白细胞 $10.6×10^9$/L。腰椎穿刺脑脊液化验示细胞总数 $120×10^6$/L，蛋白定量 623g/L。脑脊液培养阴性。诊断为颅内感染。给予头孢曲松静脉滴注 3 天无效，改为美洛培南静脉滴注 + 万古霉素鞘内注射治疗 1 周，病情无明显好转，决定中西医结合治疗。

中医辨证论治：

该患者为四脑室内脉络丛乳头状瘤全切后 1 个月，出现发热、头痛，经腰椎穿刺诊断为颅内感染。西医使用抗生素不奏效，故请中医会诊。

主症：壮热恶寒，头痛项强，口渴饮冷，有小汗而非大汗，汗出而热不退，体温 38.5℃，神志淡漠，时而朦胧，大便秘结，小便短赤，舌质红绛苔黄，脉弦数。

诊断：发热，春温。

治法：清热解毒，泻火养阴。

方药：清瘟败毒饮加减。生石膏 150g（先煎），水牛角 100g（先煎），黄连 10g，生地黄 35g，黄芩 15g，焦栀子 15g，牡丹皮 15g，知母 15g，赤芍 15g，玄参 15g，连翘 15g，天花粉 25g，葛根 25g，菊花 15g，生甘草 10g。

7剂，水煎服，每日3次。

服用中药3天后患者症状明显改善，抗生素应用3周后停药。继续服用中药，在此期间患者病情曾经出现病情反复，外周血白细胞、脑脊液细胞数、脑脊液糖量检验有波动。2个月后患者痊愈出院。随诊3年患者恢复良好。

按语：中医学之病名多根据症状命名，故"颅内感染"多属于中医学"热病""头痛""痉病"等范畴。中医学认为，本病的病因是感受外来邪毒，而机体正气亏虚，无力御邪，邪毒循经，上犯脑窍所致。在神经外科领域里，产生颅内感染的原因大多为颅脑开放性损伤，或外科开颅手术后因细菌污染颅内所致，严重者有静脉血栓形成或血管壁坏死而出血。因此，从中医理论解释应属于邪毒直接上犯脑窍，如温病卫气营血各阶段的高热或《伤寒论》中的太阳、少阳和阳明高热；高热急症，多属实热，或本虚标实之热。有表里之分，寒热多少和有无恶寒之别，又有夹湿、夹暑、兼燥之差异。另外，一部分患者颅内多有瘀血阻滞，因此多伴有瘀热的发生。唐容川在《血证论》中记载："瘀血发热者，瘀血在肌肉，则翕翕发热，证象白虎，口渴心烦，肢体刺痛，宜当归补血汤和甲己化土汤加桃仁、红花、柴胡、防风、知母、石膏，血府逐瘀汤亦治之。瘀血在肌腠，则寒热往来……宜小柴胡汤加当归、白芍、丹皮、桃仁、荆芥、红花治之……瘀血在腑，则血室主之，证见日晡潮热，昼日明了，暮则谵语……桃仁承气汤治之，小柴胡汤加桃仁、丹皮、白芍亦治之。瘀血在脏……证见骨蒸痨热，手足心烧，眼目青黑，毛发摧折……瘀血肝脏使然，宜柴胡清骨散加桃仁、琥珀、干漆、丹皮治之。"叶天士《温热论》云："大凡看法，卫之后方言气，营之后方言血。在卫汗之可也，到气方可清气，入营犹可透热转气，如犀角、玄参、羚羊角等物，入血就恐耗血动血，直须凉血散血，如生地黄、丹皮、阿胶、赤芍等物。否则前后不循缓急之法，虑其动手便错，反致慌张矣。"由此看出：颅脑损伤后瘀血内停，同时消耗正常脉管内的血液，虚热内生，因瘀致热。治疗通过凉血散血以清除血分瘀热为大法。故瘀热相搏证以凉血化瘀为治疗原则，具体治法上还有透热散瘀、滋阴除瘀、逐瘀泻热、清络散瘀等四个方面。

《素问·热论》云："凡病伤寒而成温者，先夏至日者为病温，后夏至日者病暑。"该患者术后1个月，于4月28日发病，病在春季，初发即有内热炽盛的临床症状，故中医学认为，此病为伏气温病之"春温"。《素问·至真要大论》云："诸噤鼓栗，如丧神守，皆属于火。"说明寒栗高热伴神志淡漠，时而朦胧，是人体阳气怫郁不能外达而寒，郁火内盛不能外散而热，热扰元神则神昏。该患手术本身耗气伤血，加之发热日久，重伤营阴津液，虽静脉滴注抗生素多日（2周余），仍高热不退，说明体内热毒极盛，更兼有阴津损伤虚之患。气血两燔，非清热解毒、泻火凉血之大剂而不能平之。方中重用生石膏，佐知母以清阳明气分之火热。正如《疫疹一得》所云："此皆大寒解毒之剂，故重用石膏先平甚者，而诸经之火自无不安矣。"重用水牛角配合黄连、黄芩、栀子、连翘清热解毒则效益彰；伍用生地、玄参、丹皮，清营养阴力更宏。吴鞠通云"细生地能发血中之表也"，故重用之。天花粉古名栝楼根，《金匮要略·痉湿暍病脉证并治》云："太阳病其证备，身体强，几几然……栝楼桂枝汤主之。"然而该患内热伤阴，有出血倾向，仲景早已告诫：内热及坏病不可服桂枝之辛温，《伤寒论·伤寒例》亦云："桂枝下咽，阳盛则毙。"故方中去桂枝加栝楼根清热滋阴，滋养筋脉。佐以葛根辛凉祛风，以解项强。《本草经疏》云："葛根，解散阳明温病热邪之要药也，故主消渴，身大热。"阳明主肌肉，现代药理研究证明：葛根具有舒张平滑肌的作用。张仲景的葛根汤与桂枝加葛根汤均治疗"项背强几几"。葛根配伍天花粉相得益彰。菊花清肝经火热走巅顶疗头痛。

二诊：药后火热症状明显减少，头痛项强缓解，大便通畅，口渴减轻。喜睡眠，小便黄，舌质红苔黄，脉弦数。体温37.5℃，说明该患火毒热势已降，津液渐复。上方调整生石膏至100g，水牛角50g，黄连5g。共14剂，水煎服，每日3次，神志渐清，体温37.0℃左右，二便正常，舌质淡红苔白，脉弦细。继续调整上方用量而痊愈。

六、颅内感染2

霍某，男性，18岁。以"头部被砸伤后1.5小时"为主诉于2013年6月19日入院。患者于入院前1.5小时在工作中被重物砸伤头部，伴恶心、呕吐，呕吐物为血性液（具体量不详），随即出现一过性意识不清（具体时间不详），左耳流血，无咯血，无呼吸困难，无腹痛、腹泻，无大小便失禁。同事急呼"120"急送大连市医科大学附属中山医院急诊室，检查头颅CT示：颅底骨折，颅内积气。因病情危重，急诊以"重度颅脑损伤"收入院。发病以来一般状态较差，生命体征尚平稳，无抽搐发生。入院查体：体温36.0℃，脉搏66次/分，血压123/74mmHg，SPO$_2$99%。呈嗜睡状态，查体不合作。左侧外耳道有淡血性液流出。双侧瞳孔等大正圆，直径3.5mm，右眼无光感，右侧对光反应迟钝，左侧对光反射灵敏。颈软，无抵抗感，双肺呼吸音粗，未闻及干湿啰音，心率66次/分，律齐，各瓣膜听诊区未闻及病理性杂音，双侧巴宾斯基征阴性。入院后行经口气管插管记录。头颅CT：双侧脑沟、裂、池及脑室内见多处条片状气体密度影，以颅底及额、顶部为著；右侧额部及颞部颅骨内板下见棱形高密度影，范围大小约为3.7cm×6.5cm，邻近脑实质受压、变形、移位，右侧脑室明显受压、变窄，中线结构略向左侧移位约0.7cm。枕部中线区颅板下见团状高密度影，直径约为0.5cm。脑干与小脑未见明显异常密度影。所示右侧蝶骨大翼前部、左侧蝶骨体、双侧颞骨及蝶骨上壁、右侧眶后上壁及外侧壁骨质断裂，右侧眶内见团状高密度影及少量气体影，蝶窦及鼻腔内见稍高密度影。术前诊断：①重度颅脑损伤；②颅内积气；③颅底骨折；④脑挫裂伤；⑤右侧额部硬膜外血肿；⑥右侧眶后上壁骨折；⑦右眶外侧壁骨折；⑧右侧眶内积血；⑨右侧眶内积气。急诊全麻下行右侧额颞顶部开颅硬膜外血肿清除＋去骨瓣减压术，术后给予营养神经、促醒、预防出血、预防应激性溃疡并发症治疗；因存在脑脊液漏，给予第三代头孢菌素预防颅内感染。

术后第2天患者顺利脱离呼吸机。术后第3天患者意识好转呈嗜睡状态。术后第5天患者神志转清醒，仍有少量脑脊液鼻漏，色浅黄，无发热，颈软，继续给予抗生素预防颅内感染。术后第6天患者出现头痛。查体：神清，颈软。复查头颅CT：右侧额顶骨及颞骨缺如，右额部及颞部颅板下见棱形高密度性及少量气体影，且高密度影延伸至右侧额部皮下，右侧脑室略受压，变形，中线结构轻度向左侧移位。脑干与小脑未见明显异常密度影。中线区可见线状高密度影。所示右侧蝶骨大翼前部、左侧蝶骨体、双侧颞骨及蝶骨上臂、右侧眶后上臂及外侧壁骨质断裂，双侧筛窦、蝶窦、上颌窦内见少量液性低密度影。

术后第7天患者出现躁动、意识不清。体温升高，查体：

体温 39.5℃，颈强（+），脑膜刺激征（+），克氏征（+），布氏征（+）。考虑为颅内感染，转往 ICU 进一步治疗。行腰椎穿刺检验：细胞计数为 $500 \times 10^9/L$，潘氏试验阳性。诊断为颅内感染，给予美罗培南及万古霉素抗感染治疗，血常规检查：白细胞 $16.7 \times 10^9/L$，中性粒细胞 0.955。再次行腰椎穿刺常规检验：潘氏试验阳性，细胞总计数 $12000 \times 10^6/L$，中性粒细胞 0.70，淡黄混浊，单核细胞 0.03；脑脊液生化检查：葡萄糖 1.11mmol/L，氯离子 103.8mmol/L。当夜出现感染性休克，呼吸浅慢，频率为 4~5 次/分，立即予以呼吸机辅助呼吸，患者呈昏迷状态，双瞳孔等大，直径 4mm，对光反射消失。患者术后第 8 天行左侧额钻孔脑室外引流术，术后第 8 天（2013 年 6 月 28 日）脑脊液常规回报：细胞总计数 $32 \times 10^9/L$，行腰大池引流术，并予以脑室端鞘内注射万古霉素，术后第 8 天腰椎穿刺脑脊液检验常规回报：潘氏试验阳性，细胞总数 $36 \times 10^9/L$，中性粒细胞 95%，淋巴细胞 5%，淡黄色混浊，葡萄糖 1.11mmol/L，氯离子 115.7mmol/L。同时脑脊液及全血均培养出鲍曼/溶血不动杆菌。仅对多黏菌素 B 敏感，给予静脉注射多黏菌素 B 抗感染、增强免疫、对症治疗。患者仍高热、昏迷、呼吸机辅助呼吸，格拉斯哥评分：3~4 分。体温无下降，外周血白细胞高，意识无好转。决定中西医联合治疗。

中医辨证论治：

该患者脑外伤术后第 7 天出现高热，体温 39.5℃，躁动，意识不清，经腰椎穿刺脑脊液检验，诊断为颅内感染。西医抗生素治疗不奏效，急请中医会诊。

主症：高热，体温 39.5℃，昏迷，四肢厥逆，口干唇燥，皮肤干燥，大便秘结，小便黄赤，伸舌不配合，脉弦滑。

诊断：高热，昏迷。

治法：清热止痉，活络息风。

方药：羚角钩藤汤加紫雪丹化裁。羚羊角丝 5g（另煎），水牛角 100g（先煎），钩藤 20g（后下），僵蚕 15g，地龙 15g，生白芍 25g，生地黄 30g，生石膏 100g（先煎），寒水石 20g（先煎），滑石 15g（包煎），磁石 30g（先煎），生大黄 10g（后下），芒硝 10g（冲服），生甘草 15g。

3 剂，水煎服，每日 3 次。

早晚鼻饲安宫牛黄丸各 1 丸，服药 1 剂，体温下降至 38.5~39.0℃，便通臭秽，先干后稀，3 天后体温降至 38.5℃ 以下。

第二方去寒水石、芒硝。1 周后患者体温平稳。

患者体温逐渐下降，外周血白细胞数逐渐下降，1 周后患者体温平稳，痰量明显减少。外伤术后 1 个月，腰大池引流管引流逐渐减少，复查头颅 CT 显示脑积水，7 月 23 日给予拔除腰大池引流管及左侧脑室外引流管，行右侧额角脑室外引流术。7 月 29 日行左侧额角脑室外引流术。给予双侧脑室引流，引流液为脓性液。给予间断脑室内灌洗，脑脊液细胞数逐渐下降，引流脑脊液逐渐减少，术后 2.5 个月给予拔除脑室外引流管。患者脱离呼吸机，气管切开下呼吸平稳，转回病房，继续抗感染、营养神经、促醒、对症治疗。伤后 128 天，生命体征平稳，格拉斯哥评分（GCS）5 分，转康复医院行高压氧、康复治疗。

按语：该患者脑外伤后元气大伤，脑络受损。《灵枢·五乱》云："清气在阴，浊气在阳……清浊相干……乱于臂胫，则为四厥。乱于头，则为厥逆，头重眩仆。"脑为清阳所居，外伤后瘀血污浊停滞，清浊相干于脑，必致气血逆乱。气血瘀滞，瘀而化热，热极生风，风火夹痰浊扰乱元神及心神，故昏迷高热，癫痫。瘀热相搏，热伤津液，筋脉失养，故抽搐。肌表经络瘀阻，气机不畅，故皮肤干燥而无汗。阴阳气不相顺接则为厥逆。治宜清热凉肝息风为主，佐以凉血散血，逐瘀泻热增液舒筋为法。方中水牛角、羚羊角咸寒，入肝经，水牛角功专清心凉血解毒，羚羊角长于凉肝息风止痉、善于凉肝息风；钩藤甘寒，入肝经，清热平肝，息风解痉。三药合用，相得益彰，清热凉肝，息风止痉之功益著。风火相扇，最易耗阴劫液，故用生地黄凉血滋阴，生白芍养阴泄热，柔肝舒筋，二药与生甘草相伍，酸甘化阴，养阴增液，舒筋缓急，以加强息风解痉之力；虫类药秉乾坤之灵水，滋阴息风；石类药重镇沉潜，生石膏、寒水石、滑石清热泻火，滑石且可导热从小便而出，磁石又能潜镇肝阳，重镇安神，与君药配合以加强除烦止痉之效；更用大黄、芒硝以"釜底抽薪"，可使邪热从肠腑下泄，清利热毒。国外有试验证明，急性腹内压增加，可使胸腔内压力增高引起脑静脉经颈静脉的功能性流出阻塞，导致颅内压显著升高和脑灌注压下降。对于无明显头部外伤的外伤患者，急性腹内压增高可能是神经体征出现的原因。而对头部伴腹部复合伤者，应强调对不断升高的腹内压做常规检测并及时予以减压，因为在发展成腹腔间隙综合征前行腹腔减压，可显著降低神经症状的发生率。此外，进行可致腹内压增高的检查也宜慎重。

另加服安宫牛黄丸。安宫牛黄丸、紫雪丹均可清热解毒、息风开窍，治疗热闭证，合至宝丹称为凉开"三宝"。就寒凉之性而言，吴瑭指出"安宫牛黄丸最凉，紫雪次之，至宝又次之"，但从功用、主治两方面分析，则各有所长。其中安宫牛黄丸长于清热解毒，适用于邪热偏盛而身热较重者；紫雪长于息风止痉，适用于兼有热动肝风而痉厥抽搐者；至宝丹长于芳香开窍，化浊辟秽，适用于痰浊偏盛而昏迷较重者。二诊芒硝减半以引火下行，减芒硝之量，便通即停服。不用生大黄而用酒大黄取之凉血止血祛瘀之功，活血逐瘀泻热。

七、脑出血开颅手术后颅内感染发热

闫某，男性，58岁。2007年8月31日初诊。

2007年4月11日出差天津脑出血，于天津医科大学做开颅手术后，颅内感染高热。2007年5月30日转入大连大学附属中山医院脑外科，颅内感染高热得到控制，现持续低热2个月余，上午10点开始发作，中午12点左右出现体温高峰达37.5~38.5℃，晚上6~8点热渐退，汗少，少量白色黏痰，呃逆频频，曾有3次少量呕血，色黑夹有胃内容物，导尿管撤除后无法自主排尿，张口呼吸，舌暗红瘦薄苔薄黄少津，脉弦细数而弱重按无力。

目前诊断：脑出血术后，颅内感染，肺内感染，高血压病。查体：全身多渠道介入，神志不清，双瞳孔直径3.0cm，对光反射迟钝，颈部抵抗，右肢体肌力0级，肌张力低，左肢体肌张力高，左腱反射（+++），右侧巴氏征（+），应用舒血宁、清开灵等药物静点，美萍、头孢吡肟、大扶康等抗感染治疗，腰椎穿刺鞘内注射头孢他啶。

病机：血弱气尽，邪入少阳，气阴两虚，气虚上逆，正邪交争。

治法：和解少阳，益气滋阴，清暑化湿。

方药：自拟柴胡益气汤化裁。柴胡15g，黄芩15g，黄芪50g，人参5g，炒白术15g，当归10g，陈皮15g，升麻5g，白薇10g，地骨皮10g，藿香10g，厚朴10g，半夏15g，茯苓25g，竹茹15g，杏仁10g，炙甘草10g。

7剂，日1剂，水煎，鼻饲，日3次。

2007 年 9 月 8 日二诊。

代述：偶晨起发热 1 次，36.8~37.4℃，午后热退，呃逆减少，排尿已通畅，偶有 1 次胃导管引流色稍深。

处方：柴胡 15g，黄芩 15g，黄芪 75g，人参 5g，炒白术 15g，陈皮 15g，升麻 5g，白薇 10g，地骨皮 10g，当归 10g，藿香 10g，厚朴 10g，半夏 15g，茯苓 25g，竹茹 15g，仙鹤草 20g，麦冬 15g，杏仁 10g，炙甘草 10g。

2007 年 9 月 15 日三诊。

代述：呃逆已止，拔管无尿，体温偶有 38℃ 2 次。

处方：柴胡 15g，黄芩 15g，黄芪 75g，人参 5g，炒白术 15g，陈皮 15g，升麻 5g，白薇 10g，地骨皮 10g，当归 10g，藿香 10g，半夏 15g，茯苓 25g，竹茹 15g，麦冬 15g，炙甘草 10g。

2007 年 9 月 22 日四诊。

代述：体温正常（36~37℃，偶 37.4℃ 1 次），拔管后无尿，无呃逆，无呕血。

处方：柴胡 15g，黄芩 15g，黄芪 75g，人参 5g，炒白术 15g，陈皮 15g，升麻 5g，白薇 10g，地骨皮 10g，当归 10g，藿香 10g，半夏 15g，茯苓 25g，竹茹 15g，麦冬 15g，炙甘草 10g。

两周用药，诸症平稳，尿已通畅。

按语：小柴胡汤中参草枣即是健脾扶正之药，加六君子汤合补中益气汤，健脾益气，治疗气虚、阳虚发热。《明医杂著》云："内伤发热，是阳气自伤，不能升降，降下阴分而为内热，乃阳虚也。"李东垣所谓："阴火上冲，气虚发热。"

八、感染性休克

王某，女性，81 岁。以"突发意识障碍 1.5 小时"为主诉于

2013年12月11日入院。该患者入院1.5小时前被家属发现跌倒在地，当时呼之可应，随之出现意识障碍，并发现左侧眼眶周围青紫，无恶心、呕吐及四肢抽搐，立即呼叫"120"送至我院急诊就诊，予以对症治疗，并于急诊行头颅CT检查示右侧丘脑、基底节区脑出血破入脑室。以"急性脑出血"收入病房。患者发病以来无发热，无抽搐，无呕血及黑粪。既往史：高血压病史20年，血压最高180/100mmHg，口服"美托洛尔、格平"降压治疗，1995年患急性心肌梗死，有糖尿病病史3年，未系统治疗。入院查体：体温37℃，脉搏88次/分，呼吸21次/分，血压204/100mmHg。昏迷状态，平车推入病房，查体不合作。全身皮肤黏膜无黄染，皮疹及出血点，巩膜无黄染，左眼眶周围青紫，双侧瞳孔等大正圆（D=3.5mm），对光反射消失，气管居中，颈软。双肺呼吸音粗，未及明显干湿啰音。心率88次/分，律齐，各瓣膜区未闻及病理性杂音。腹部膨隆，肝脾未及，无压痛、反跳痛及肌紧张。双下肢不肿。左侧巴宾斯基征（+）。辅助检查（2013年12月11日）：头颅CT示右侧丘脑、基底节区脑出血破入脑室；左侧基底节区、侧脑室旁区腔隙性脑梗死；左眼眶周软组织肿。入院诊断：①急性脑出血；②高血压病3级，极高危；③2型糖尿病；④冠状动脉粥样硬化性心脏病，陈旧性心肌梗死。于入院当日急诊行"右侧额角钻孔脑室外引流术"，术后患者仍呈昏迷状态，给予气管切开，1周后患者出现痰液增多，高热39.1℃。检验血常规：白细胞17.6×10⁹/L，中性粒细胞0.84。痰培养回报：肺炎克雷伯菌、铜绿假单胞菌生长。行胸部CT检查示肺炎改变，行脑脊液培养及常规化验排除颅内感染，补充诊断：肺内感染。给予痰培养敏感抗生素抗感染治疗3天后，患者仍发热，痰量略有减少，复查血常规：白细胞15.3×10⁹/L，中性粒细胞 0.81。患者出现血压下降至 78/56mmHg，心率 122 次 / 分，四肢湿冷。血气分析回报：Ⅱ型呼吸衰竭。补充诊断：①感染性休克；②Ⅱ型呼吸衰竭。给予呼吸机辅助呼吸，同时抗休克治疗。1 周后患者血压仍需要多巴胺联合去甲肾上腺素联合升压治疗，考虑患者高龄及基础疾病的情况，结合患者病情危重，决定给予中西医结合治疗。

中医辨证论治：

该患者为 81 岁女性，突发意识障碍。头颅 CT 示右侧丘脑、基底节区出血破入脑室，以"急性脑出血"收入院。既往有糖尿病病史。当日行"右侧额角钻孔脑室外引流术"，术后昏迷状态，合并肺内感染、感染性休克、Ⅱ型呼吸衰竭，积极抗休克救治 1 周，患者血压仍需要多巴胺联合去甲肾上腺素升压治疗，故请中医会诊。

主症：昏迷，高热，痰多气促，四肢湿冷，舌红少津，脉沉细。

诊断：厥脱，阴阳俱虚。

治法：回阳救逆，益气养阴，清热凉血。

方药：参附汤、生脉散、小柴胡汤、清营汤化裁。红参 20g，麦冬 25g，五味子 10g，水牛角 100g（先煎），黄连 10g，生地黄 25g，金银花 20g（后下），连翘 25g，竹叶 10g，生石膏 100g（先煎），黄芩 15g，鱼腥草 30g，桔梗 15g，柴胡 15g，制附子 10g（先煎），炙甘草 15g。

3 剂，水煎服，每日 1 剂。

另安宫牛黄丸，一次 1 丸，每日 2 次，口服。

3 天后患者体温下降至 38.0℃，血压平稳，成功撤除去甲肾上腺素泵入，调整药量为生石膏 50g，水牛角 50g，继续服药 1

周后撤除多巴胺升压治疗，休克得以纠正，去制附子，继续服药
1周后成功脱离呼吸机，治疗成功。

按语：该患者年迈多病，脑出血术后损伤元气，元气亏虚肺
气亦弱，出现呼吸衰竭，中医诊断为厥脱证，单纯使用西药升压
效果不稳定，难以撤除升压药，联合中药益气养阴，扶阳固托，
阴阳双补，佐助西药，协同升压。热灼气阴，予以生脉散之人
参、麦冬、五味子三药合用，一补一润一敛，气复津生，气充脉
复，故名"生脉"。《医方集解》曰："人有将死脉绝者。服此能复
生之，其功甚大。"参附汤可益气回阳固脱，主治阳气暴脱证，两
者合用，阴阳互根，脉象恢复正常，血压自然上升。患者合并肺
内感染后出现高热，同时配合清热解毒药物改善感染性休克。现
代药理研究证明，清热解毒药通过抗内毒素、抗炎解热等多种途
径对感染性休克有积极的治疗作用。予以小柴胡汤和解退热、清
营汤透热转气，生石膏达热出表，截断扭转热邪内陷之势。

清营汤遵《素问·至真要大论》"热淫于内，治以咸寒，佐
以甘苦"之旨，咸寒之犀角清解营分之热毒，又以生地黄凉血滋
阴、麦冬清热养阴生津、玄参滋阴降火解毒，咸寒与甘寒并用，
清营热而滋营阴。同时金银花、连翘、竹叶清热解毒，轻清透
泄，使营分热邪有外达之机，促其透出气分而解，此即"入营犹
可透热转气"之具体应用。

九、脑出血术后脓毒血症

梁某，男性，57岁。以"突发头痛伴左侧肢体活动不利3
小时"为主诉于2014年9月4日入住中山医院。入院前3小时
在家中饮酒后出现头痛，伴左侧肢体活动不利，急呼"120"来
我院就诊。急诊行头颅CT检查示右侧丘脑出血破入脑室，而

收入院。患者自发病以来神清，无发热，无抽搐，无头痛、头晕，二便无异常。无恶心、呕吐，无走路不稳。既往史：10余年前肾结石手术史，否认高血压、糖尿病病史。入院查体：体温36.5℃，脉搏72次/分，呼吸18次/分，血压176/106mmHg。神清，精神萎靡，言语欠清晰，应答合理，自主体位，查体合作。双眼睑无下垂，双侧瞳孔等大正圆（D=3.0mm），对光反射灵敏，两侧额纹、眼裂、鼻唇沟对称，无眼球震颤，咽反射正常，伸舌居中。颈强（+），左上肢肌力0级，左下肢肌力Ⅱ级，右侧肢体肌力Ⅴ级，肌张力正常，两侧肢体及躯干浅深感觉无障碍，双侧巴宾斯基征（−），克氏征（−），布氏征（−）。辅助检查：头颅CT示右侧丘脑−基底节区见团片状高密度影，大小约2.1cm×3.1cm，右侧内囊后肢受压，同侧侧脑室及左侧侧脑室、第三脑室、第四脑室高密度影，中线结构无明显移位，脑沟正常。入院诊断：急性脑出血破入脑室。于入院当日全麻下行"右侧额角脑室外引流术"。患者术后低热、咳嗽、咳痰，完善胸部CT、痰培养及常规化验检查，胸部CT示双肺纹理增强、紊乱，双肺内可见多发斑片状密度增高影及大片状实变影，边界不清。提示双肺炎症改变，给予哌拉西林钠/他唑巴坦经验性抗感染治疗，患者体温略有下降，但仍低热。术后第3天，患者突发寒战、高热（体温39.1℃），考虑为中心静脉导管感染引起的寒战、发热，完善血培养（连续3天）及中心静脉导管尖培养，并继续给予抗生素静脉滴注抗感染治疗。术后第5天，拔除脑室外引流管，痰培养连续回报均为肺炎克雷伯菌（+++），仅对碳氢酶烯类及头孢西丁钠抗生素敏感，依据痰培养药敏结果给予更换碳氢酶烯类抗生素抗感染治疗，但患者仍发热。术后第7天，患者血培养及导管尖培养均为金黄色葡萄球菌（++++），非耐药菌，给予联合万古霉素抗感染治疗，但患者仍发热，后续血培养回报肺炎克雷伯菌生长，患者菌血症诊断明确，而且为导管相关性血行感染合并肺炎细菌入血两种细菌感染，病情危重，经敏感抗生素治疗3天仍发热，外周血白细胞较高，故请中医会诊治疗。

中医辨证论治：

该患为酒后突发头痛，伴肢体活动不利入院。入院后头颅CT检查示右侧丘脑出血破入血室。术后发热，CT检查提示双肺炎症改变。术后第3天，患者突发寒战、高热，完善相关检查，患者菌血症诊断明确，且为导管相关性血行感染合并肺炎细菌入血两种细菌感染，西医应用抗生素不效，急请中医会诊。

主症：初起发热恶寒，继则寒战高热，体温39.1℃，汗出热不退，心烦目红，头痛，项强，咳嗽不爽，咳吐黄白相间黏痰，精神萎靡，言语不利，左侧肢体活动不遂，大便不畅，小便黄赤，口干口苦，舌暗红苔黄，脉滑数有力。

诊断：热毒证，邪毒内陷。

治法：清热解毒，宣肺化痰。

方药：柴胡白虎汤合黄连解毒汤化裁。柴胡15g，黄芩20g，姜半夏15g，人参10g，生石膏250g（先煎），知母15g，天花粉25g，焦栀子10g，金银花50g（后下），连翘20g，蒲公英50g，桔梗15g，鱼腥草35g，黄连5g，生甘草10g。

3剂。水煎服，每日3次。

3剂药后患者体温正常，外周血白细胞明显下降，咳减痰少，目红口苦已去，上方去焦栀子，调整生石膏为100g，加杏仁15g、麦冬25g，用以清肺化痰，养阴以滋水之上源。

继服7剂，病情稳定，体温无反复，外周血白细胞降至正常，复查头颅CT显示血肿大部分消失，胸部CT显示炎症明显吸收。患者出院转至康复医院继续康复治疗，带药继服 7 剂以巩固之。

3 个月后随访，患者可独立行走，生活能自理。

按语：该患者在夏末秋初，暑热气交之中，饮酒后发生脑出血入院，乃心火肝阳暴亢于脑，继则感染邪毒，首先犯肺，热毒弥漫三焦气分，非重剂白虎汤及清热解毒药而不能取效。故以《新通俗伤寒论》之柴胡白虎汤为主方。小柴胡汤入少阳经，清肝胆之火，又清三焦气分之热。该患里热炽盛，胃热津伤，故高热烦渴，治以清热生津。方中生石膏，辛甘大寒，入肺胃二经，功善清解，透热出表。知母苦寒质润，助石膏清肺胃之热同时以滋阴润燥救已伤之阴津。石膏与知母相须为用，可增强清热生津之功。生甘草清热解毒兼以调和诸药。白虎加人参汤见于《金匮要略·中喝》伤暑热盛的证治中。暑为阳邪，其性升散，耗气伤阴，侵犯人体则可出现热盛津伤的证候。加人参者，益气保津。诸药透热达表，气液充足，烦热自退。黄连解毒汤去黄柏走下焦之药，加金银花、连翘、蒲公英、鱼腥草走肺经之药，蒲公英、金银花、连翘清热解毒抗炎，鱼腥草清热解毒排脓，宣肺化痰，天花粉清热滋阴，桔梗引经入肺清痰火。

现代药理研究表明，柴胡总皂苷能破坏细菌内毒素，对内毒素致热家兔有很好的解热作用。黄连、黄芩、栀子等清热解毒药均有抗病原微生物、抗炎解热作用，同时又能抗内毒素、清除自由基、抗氧化、抗脑缺血、调整血压、调节免疫等多种作用。

抗生素功效类属于中药的清热解毒药，脓毒血症多见于本虚标实之证，单纯清热解毒难以解决复杂的本虚、毒瘀诸多问题，通过中医辨证根据患者不同病情，在扶正提高免疫力同时，采用通腑攻下、活血化瘀、清热解毒、祛瘀解毒等方法，给病邪以出路；同时中药的清热解毒药物，不同于西药抗生素的单靶点治疗，既可以抗病毒，抑杀细菌，更有拮抗内毒素的作用，"内""外"菌素同治其抗菌毒谱广泛，同时不但适用于过度炎症反应阶段，也可起到良好的平衡炎症反应作用，如果配合运用扶正回阳、益气养阴等药物更能起到"免疫营养"作用，亦是中医药一大优势。

十、中枢性高热

李某，男性，39 岁。以"车祸伤后意识障碍 2 小时"为主诉于 2013 年 1 月 3 日入院。患者入院前 1 小时所乘坐的轿车发生车祸，被他人救起时出现意识障碍表现，四肢抽搐，双眼向上凝视，口吐白沫，约数分钟后自行缓解，由救护车急送至我院就诊。患者发病以来意识不清醒，无恶心及呕吐，抽搐时无舌咬伤，二便无失禁。既往体健。入院查体：体温 37.7℃，脉搏 68 次 / 分，呼吸 22 次 / 分，血压 156/98mmHg。患者昏迷，双侧瞳孔等大正圆（D=3.0mm），对光反射迟钝，两侧额纹、眼裂、鼻唇沟对称，咽反射正常，伸舌不配合。颈项强直（＋），四肢刺痛可动，肌张力不高，双侧巴宾斯基征（＋），克氏征（＋），布氏征（＋）。辅助检查：头颅 CT 检查（急诊）示广泛蛛网膜下腔出血，额骨线性骨折，右侧额叶挫裂伤。胸部 CT 检查示右侧第 7、8 肋骨骨折。腹部 CT 检查未见出血改变。入院诊断：①闭合性重度颅脑损伤，右侧额叶挫裂伤，外伤性蛛网膜下腔出血，额骨线性骨折。②右侧第 7、8 肋骨骨折。③癫痫。入院后患者收入 EICU 进行抢救，给予抗癫痫治疗，并监测生命体征，关注瞳孔、意识变化，给予营养神经、促醒、预防血管痉挛、应激性溃疡并发症等对症治疗。患者间断抽搐，每次发作呈大发作，给予地西泮 10mg 静脉注射后数分钟缓解，每日发作 2~3 次。入院当晚患者出现高热，体温达 39.5℃，双侧温度可不对称，相差超过 0.5℃。全身皮肤干燥、发汗减少、四肢发凉。给予药物退热效果不明显，经临床化验及检查排除了感染。结合患者病史、症状及体征，补充诊断为中枢性高热。诊断明确后，结合患者癫痫反复发作给予冬眠合剂联合冰毯物理降温对症治疗，但患者体温仍控制不住，有上升趋势，最高达 40~41℃。决定中西医结合治疗。

中医辨证治疗：

该患者为中年性男性，车祸脑外伤后因意识障碍入院，诊断为闭合性重度颅脑损伤、右侧额叶挫裂伤、外伤性蛛网膜下腔出血。入院后患者出现昏迷、间断抽搐，高热达 39.5℃，补充诊断为中枢性高热，经西医降温治疗不效，故急请中医会诊。

主症：昏迷高热，间断抽搐，皮肤干燥无汗，四肢不温，大便秘结，舌质暗红，苔黄干结，脉弦滑。

诊断：发热，癫痫。

治法：清热止痉，化瘀活络息风。

方药：羚角钩藤汤加紫雪丹化裁。羚羊角 5g（另煎），钩藤 20g（后下），生白芍 20g，生地黄 30g，生石膏 200g（先煎），寒水石 20g（先煎），滑石 15g（包煎），磁石 30g（先煎），水牛角 200g（先煎），地龙 15g，升麻 5g，酒军 10g，桃仁 15g，芒硝 10g（冲服），生甘草 15g。

3 剂，水煎服，每日早晚各一次。

同时每晚鼻饲安宫牛黄丸 1 丸。

服药 2 剂后，便通臭秽，先干后稀，体温在物理降温的配合下降至 38.5~38.9℃。复查头颅 CT 示蛛网膜下腔出血部分吸收，脑挫裂伤无加重。胸、腹部联合 CT 检查示无迟发性出血。癫痫发作频次降至 0~1 次 / 天。上方芒硝减为 5g，去滑石、寒水石。

服药 7 剂，患者癫痫症状消失，停用冬眠合剂，体温在物理降温的配合下降至 37.8~38.1℃，痰量明显减少。患者意识逐渐恢复，呈昏睡状态。复查头颅 CT 示蛛网膜下腔出血吸收。

继续口服中药 14 天，癫痫无发作，停用物理降温，体温下降至 36.7~37.3℃。患者转至康复医院继续治疗，随访半年，患者恢复正常。

按语：该患者因车祸所致脑外伤，脑络受损，气血瘀滞，瘀而化热，热极生风，风火夹痰扰乱元神及心神，故昏迷高热，抽搐；经络瘀阻，气机不畅，故皮肤干燥，肢冷，玄府郁闭故无汗，瘀热相搏，热伤津液，故大便秘结。治宜清热凉肝息风为主，佐以凉血散血，逐瘀泻热，增液舒筋为法。方中水牛角、羚羊角咸寒，入肝经，水牛角功专清心凉血解毒，羚羊角长于凉肝息风止痉；地龙咸寒走窜，清热息风，钩藤甘寒，入肝经，清热平肝，息风解痉。四药合用，相得益彰，清热凉肝，息风止痉之功益著。风火相扇，最易耗阴劫液，故用生地黄凉血滋阴，生白芍养阴泄热，柔肝舒筋，二药与生甘草相伍，酸甘化阴，养阴增液，舒筋缓急，以加强息风解痉之力；生石膏、寒水石、滑石三石寒降相伍，清热泻火，且可导热下行从二便而出；升麻清热透邪，兼能解毒，磁石潜镇肝阳，清心安神，与君药配合以加强除烦止痉之效；更用桃核承气汤去桂枝之温，清泻热邪，祛瘀生新，软坚散结，以"釜底抽薪"，使瘀结邪热从肠腑下泄，清利热毒。国外有实验证明：急性增加腹内压，可发展成腹腔间隙综合征，使胸内压增高引起脑静脉经颈静脉的功能性流出阻塞，导致颅内压显著升高和脑灌注压下降。行腹腔减压，可显著降低神经症状的发生率。

患者另加服安宫牛黄丸清热解毒开窍。安宫牛黄丸、紫雪丹均可清热开窍，治疗热闭证，合至宝丹称凉开"三宝"。就寒凉之性而言，吴瑭指出"安宫牛黄丸最凉，紫雪次之，至宝又次之"，但从功用、主治两方面分析，则各有所长。其中安宫牛黄丸长于清热解毒，适用于邪热偏盛而身热较重者；紫雪长于息风止痉，适用于兼有热动肝风而痉厥抽搐者；至宝丹长于芳香开窍，化浊辟秽，适用于痰浊偏盛而昏迷较重者。

二诊减芒硝之量，便通即停服。

十一、泌尿系感染

刘某，女性，65岁。以"突发意识障碍1小时"为主诉入院。患者入院前约1小时突发意识丧失，急来我院就诊。行头颅CT检查示"左侧基底节区脑出血"，急诊入院。既往史：高血压病史约10年，血压最高达210/100mmHg，口服降压药物治疗，血压控制不理想。入院查体：体温37.8℃，脉搏68次/分，呼吸18次/分，血压184/76mmHg。深昏迷，双侧瞳孔不等大、正圆，左：D=3.5mm，右D：2.0mm，左侧对光反射消失，右侧对光反射灵敏。左侧肢体刺痛可动，右侧肢体刺痛无反应，右侧巴宾斯基征（+）。辅助检查：头颅CT（急诊）示左侧基底节区团块状高密度影，出血量约50mL，局部脑组织受压，左侧侧脑室受压消失，中线向右移位3.0cm。入院诊断：①急性脑出血；②脑疝；③高血压病3级，极高危。入院后急诊全麻下行"左侧基底节区血肿清除去骨瓣减压术"。患者术后逐渐恢复意识，术后第8天，患者清醒，继续给予营养神经、降低颅内压、抗血管痉挛对症治疗。术后第10天，患者出现高热，体温38.8℃，经临床理化检查排除颅内感染、肺内感染。尿常规及尿培养提示泌尿系感染，致病菌为耐甲氧西林的大肠埃希菌，经敏感抗生素治疗1周，病情恢复不明显，患者仍然发热，尿常规化验异常，考虑患者手术后顽固泌尿系感染决定中西医结合治疗。

中医辨证治疗：

该患者因"突发意识障碍"入院。头颅 CT 示"左侧基底节区脑出血"，行"左侧基底节区血肿清除去骨瓣减压术"，术后第10天患者，突发高热，排除颅内感染和肺内感染，尿常规及尿培养提示泌尿系感染，应用抗生素不效，故请中医会诊。

主症：发热重恶寒轻，尿急尿频，溺时热痛，尿色混浊，排尿淋漓不畅，小腹不适，大便秘结，口燥咽干，舌苔黄腻，脉滑数。

诊断：热淋。

治法：通淋利湿，清热解毒。

处方：八正散五味消毒饮合方化裁。金银花25g（后下），蒲公英30g，滑石20g（包煎），通草10g，萹蓄15g，瞿麦15g，车前子25g（包煎），栀子10g，生大黄5g（后下），生甘草10g。

7剂，水煎服，每日早晚各一次。

二诊：服药后体温恢复正常，大便通畅，尿痛减轻，上方去大黄、金银花、蒲公英、栀子、通草，加生地黄25g、茯苓25g、泽泻25g，补肾通淋。再服7剂而愈。

按语：该患者病中导尿，术后久卧，进水减少。久卧伤气，膀胱气机不畅，水液代谢不利，湿热下注故见诸症。金银花及蒲公英是五味消毒饮之君药，不仅能清热解毒，尚有芳香疏散、透热达表之功效，故能治发热之表证。

《医学衷中参西录》云大黄"少用之亦能调气……其香窜透窍之力又兼利小便"。八正散为治疗热淋的常用方，其证因湿热下注膀胱所致。治以清热利水通淋。方中以滑石、通草为君药。滑石善能滑利窍道，清热渗湿，利水通淋，《药品化义》谓之"体滑主利窍，味淡主渗热"；通草清热利尿，使湿热之邪从小便而去。萹蓄、车前子为臣，三者均为清热利水通淋之常用品。佐以山栀清泄三焦，通利水道，以增强君药和臣药清热利水通淋之功效；大黄荡涤邪热，并能使湿热从大便而去。甘草调和诸药，兼能清热、缓急止痛，是为佐使之用。煎加灯心草以增利水通淋之力。

十二、刀砍伤术后高热

刘某，男性，48岁。患者于2009年12月22日受刀砍外伤，头颅骨折，双手臂多处离断伤及不全离断伤，失血性休克，入住大连市中心医院，进行骨折内固定，神经肌腱吻合术，断掌断指再植术，经抗感染、抗凝抗血栓、抗应激治疗两周。因出现高热，2010年1月5日邀笔者会诊。

症见：高热，上午体温37.5~38℃，午后渐升，酉时后38.5~39℃，神昏躁动，汗出，唇燥，3日未排便，舌红苔黄腻中间剥脱，脉洪数。

诊断：高热。

治法：通腑泄热，养阴醒神。

方药：小承气汤、白虎汤合青蒿鳖甲汤化裁。金银花50g（后下），连翘15g，青蒿10g（后下），鳖甲10g（先煎），地骨皮15g，丹皮15g，玄参15g，生地黄20g，竹叶10g，知母5g，酒军5g，厚朴15g，枳实15g，麦冬15g，生石膏50g（先煎），白参10g，柴胡10g，炙甘草10g。

服药3剂，体温降至38.1~38.3℃，神志为浅昏迷，燥热好转，汗出减少，大便先干后稀，隔日1次，上方生石膏加至100g，知母7.5g，黄连5g，丹参25g，酒军7.5g。

服药5剂后体温降至37℃以下，神志转清，便已通畅，仍有汗出，后因故停药。

2月2日突感风寒，发热恶寒，得被不减，面红无汗，足凉畏寒，欲得衣被捂之，汗出热退而舒，纳可便调，小便自利，盗汗，口干渴，多饮而不解渴，舌暗红苔薄黄腐燥而不腻。

方药：桂枝15g，炒白芍15g，炮附子7.5g（先煎），盐柏15g，龟板7.5g（先煎），砂仁5g，生石膏50g（先煎），白参5g，知母5g，炙麻黄3g，黄芪15g，生甘草10g。

5剂后热退足温，余症改善。

按语：此患外伤热入营血，伤阴化燥，阳明腑实，故给予承气泻腑，增液行舟，石膏清热，佐青蒿、鳖甲透解营阴之热，金银花、连翘透营转气，病机从阳明腑热转至阳明气分，后因故停药而未继续清阳明之余热，汗出未退，久之伤阳，又感风寒，故而形成阳明经热，肾阳浮越，复感风寒，太少两感之势。施以白虎加人参汤清解阳明经热，麻黄附子细辛汤温阳解表，佐桂枝加附子汤温阳固表止汗，潜阳丹潜伏浮越之元阳。其中生石膏与炮附子寒热并用，一清一温，互佐互用，温阳助清解，泻火护元阳甚妙。

十三、肿瘤热

李某，女性，54岁。2007年12月18日担架抬来首诊。

2007年11月15日因"自觉腹胀1周，发现盆腔包块2天"入住大连医科大学附属二院，2007年11月14日，B超示子宫右侧混合性肿物（12cm×12cm×7cm），肝硬化，胆囊结石，腹腔积液（深 7.2cm），2007 年 11 月 19 日，腹腔穿刺，放出血性腹水 200mL（较多红细胞、淋巴细胞及间皮细胞，少量间皮细胞轻度异型增生）。病理诊断：双侧卵巢浆液性乳头状囊腺癌，脉管内可见癌栓，双侧输卵管外膜层可见癌组织，子宫外膜层可见少量癌组织，大网膜可见癌结节。2007 年 11 月 22 日卵巢癌根治手术。术中见子宫略大，双侧卵巢实质性肿瘤，肝脏略大，表面散在结节，大网膜散在黄豆粒大小结节。2007 年 12 月 4 日，腹腔内灌注化疗。因红白细胞极低，电解质紊乱而中止化疗。医院嘱家属准备后事而出院。

出院诊断：卵巢浆液性乳头状囊腺癌Ⅲ期。

刻诊：面色晦暗，极度消瘦恶液质，腹部鼓胀，双下肢浮肿，按之凹陷，颈部蜘蛛痣，乏力气短，语音低微，口干烦渴，午后 5~8 点发热 38~39℃，限水少尿，便秘 10 余年，现每日使用"开塞露"，纳少胃胀，失眠，绝经 1 年余，舌暗红苔黄厚腻，脉弦细数。既往乙肝病毒携带。

诊断：癥积，石瘕，水臌。

治法：扶正祛邪，润下泻热。

方药：自拟润脾承气汤化裁。茯苓 50g，猪苓 15g，泽泻 25g，生白术 50g，酒军 5g，党参 25g，炙桑皮 15g，陈皮 25g，大腹皮 15g，生姜皮 5g，枳壳 15g，厚朴 15g，姜半夏 15g，瓜蒌 25g，炒莱菔子 50g，鸡内金 50g，滑石 15g，佛手 15g，鸡屎藤 10g，炙甘草 10g。

4 剂，早中晚餐后温服。

2007 年 12 月 22 日。午后未发热，便已通畅 1 次 / 日，尿量少增，余无变化。

处方：上方加黄芪 100g，人参 10g，车前子 25g，白茅根

50g，炙麻黄5g，赤小豆15g，香橼15g，冬瓜皮50g，西瓜翠衣25g。

7剂，早中晚餐后温服。

另：甘遂5g，红小豆50g，打碎敷肚脐。

2007年12月29日。晨起腹部鼓胀及双下肢浮肿较轻，午后渐重，近1周午后发热38.5~39℃，伴脘腹皮肤热明显，周身不适，服退热药则汗出热消，仍纳呆，乏力，失眠，口干舌燥欲饮，舌暗红苔黄厚腻，脉弦细数。

处方：茯苓50g，猪苓15g，泽泻25g，生白术50g，黄芪100g，人参10g，党参25g，酒军5g，陈皮25g，大腹皮25g，生姜皮10g，炙桑皮15g，枳壳15g，厚朴15g，香橼15g，佛手15g，鸡内金50g，炒莱菔子50g，姜半夏15g，鸡屎藤15g，滑石15g（包煎），车前子25g（包煎），白茅根50g，炙麻黄5g，赤小豆15g，冬瓜皮50g，西瓜翠衣25g，青蒿10g（后下），鳖甲15g（先煎），知母10g，牡丹皮15g，生地黄10g，炙甘草10g。

7剂，三餐后温服。

另：甘遂10g，红小豆50g，打碎敷肚脐。

2008年1月5日。体温正常，便通畅，尿量增，浮肿消退，下肢凹陷性水肿消失，准备继续化疗。

处方：茯苓50g，猪苓15g，泽泻25g，生白术50g，党参25g，黄芪100g，人参10g，陈皮25g，炙桑皮15g，大腹皮25g，车前子25g（包煎），姜半夏15g，枳壳15g，厚朴15g，佛手15g，鸡屎藤15g，白茅根50g，炙麻黄5g，赤小豆15g，冬瓜皮50g，西瓜翠衣50g，青蒿10g（后下），鳖甲15g（先煎），知母10g，牡丹皮15g，生地黄10g，鸡内金50g，炒莱菔子50g，炙甘草10g。

14 剂，三餐后温服。

另外：甘遂 10g，红小豆 50g，打碎敷肚脐。

2008 年 1 月 19 日。1 月 17 日在大连医科大学附属第一医院，腹腔穿刺灌注化疗术，血红蛋白 78g/L，钾离子 3.22mmol/L，白细胞 3.92×10^9/L。出院诊断：卵巢癌术后，中度继发性贫血。

现纳呆，稍恶心，脘腹不适，晚餐后明显，腹部鼓胀及下肢凹陷性水肿消失，体温正常，无便意，依靠"开塞露"，用则腹痛肠鸣，便头干尾溏稀，便时努挣乏力汗出，畏风寒，易感冒，乏力易疲劳，失眠，舌紫暗苔黄厚腻，脉弦数。

处方：茯苓 50g，猪苓 15g，泽泻 25g，生白术 50g，党参 25g，黄芪 100g，人参 10g，陈皮 25g，大腹皮 15g，炙桑皮 15g，姜半夏 15g，神曲 25g，鸡内金 50g，佛手 15g，瓜蒌 25g，炒莱菔子 50g，阿胶 5g（烊化），蚕沙 10g，刀豆子 10g，鸡屎藤 10g，炙甘草 10g。

14 剂，三餐后温服。

配丸药服 3 个月巩固治疗（上方加绞股蓝、莪术、红景天、土鳖虫，全蝎、蜂房）。

该患者健康生存 5 年余，但由于本人大意，未继续服药。2013 年夏月出现肝癌（乙肝性肝癌？转移复发肝癌？），合并多处转移灶。

按语：该患者为女性，天癸已竭，肝肾虚，癌毒伏邪被激活，癌基因失控，内源性有害物质大量产生。再加上化疗，耗散元气，出现序贯性两个以上器官或系统多途径、多向性、多靶点功能损伤及耐药（MODS，MOF，副癌综合征）。中医扶正祛邪，和中固本，通腑排毒，利水解毒。认为本病乃内生五邪，正虚邪实，水毒泛滥三焦，热毒痞满阳明，当急下排毒。

目前，肿瘤病已成为多发病、常见病，是多病因、多病机、多元素导致的。所以，中西医结合治疗、多学科联合攻关的整体医疗模式可以使患者带瘤生存，延长生命时间，提高生存质量。

此外，关于益生菌对肠道和非肠道肿瘤具有抗肿瘤作用有许多报道。肠道菌群通过多种机制，包括微生物的数量和多样性、代谢和 / 或免疫影响癌症，抗肿瘤作用涉及了不同的作用机制，其中最重要的机制是对宿主免疫功能的调节。

第二节　疑难病验案选

一、急性支气管炎

张某，男性，14 个月。2014 年 1 月 12 日晚 10 点就诊。

元旦假期时，母亲带儿外出游玩时感冒，自服退热药而愈。3 天后体温复升至 38℃左右，大连市儿童医院及大连医科大学附属第一医院儿科均诊为急性支气管炎，疑似支气管肺炎，给予"喜炎平""头孢曲松"静脉滴注，高热时使用"扑热息痛""布洛芬"肛门给药，热退复升。期间自服"安宫牛黄丸""紫雪丹""小儿回春丹"也未效。1 月 12 日晚 10 时体温 39.5℃，无可奈何转请中医急诊。

症见：面红而热，赤身裸体，周身皮肤色红灼热干燥、无汗，闭目躁动，时而辗转反侧，呼吸急促，偶咳不会吐痰，鼻翼偶有扇动，口唇红干，口周红色小丘疹，不欲饮，纳少，便调，尿黄，足凉手热，无鼻塞喷嚏，无恶心呕吐，舌红苔薄白，脉浮数。双手指纹紫红过气关，鱼际红赤，心率 120 次 / 分。"鱼际脉赤者热"（《备急千金要方》）；"紫属内热红伤寒"（《医宗金鉴》）。

中医诊断：冬温。

西医诊断：急性支气管炎。

治法：发汗解表，清热除烦。

方药：自拟柴胡青龙汤化裁。柴胡 5g，黄芩 5g，炙麻黄 3g，杏仁 5g，桂枝 5g，生石膏 25g（先煎），姜半夏 3g，党参 5g，僵蚕 5g，蝉蜕 5g，防风 5g，荆芥 5g，金银花 10g（后下），连翘 5g，淡豆豉 5g，桔梗 5g，炙甘草 3g。

2 剂，水煎服，取微似汗，作 4 天口服，日 3 次。

凌晨 1 点服药，微汗出而热减，凌晨 4 点热退至 38.5℃，早餐后继服 1 次，中午服药前体温 38℃，次日服药体温 37.5 ～ 38℃，服药 4 天后体温回复正常，恢复健康。

按语：该患者为幼儿，因玄府闭塞而高热。伤寒主辛温开发玄府，刘河间以辛凉透达玄府，吴鞠通以辛温复辛凉达热出表，如新加香薷饮。初起用桂枝汤，后用辛凉平剂银翘散。刘河间在《素问玄机原病式》中谓："玄府者，谓玄微府也，然玄府者，无物不有，人之脏腑、皮毛、肌肉、筋膜、骨髓、爪牙，至于世之万物，尽皆有之，乃气出入升降之道路门户也。"刘河间认为"阳气怫郁，玄府闭塞"是热病的关键病机，"寒主闭藏，而阳气不能散越，则怫热内作故也"。在《素问玄机原病式·热类》中谓："且如一切怫热郁结者，不必止以辛甘热药能开发也，如石膏、滑石、甘草、葱、豉之类寒药，皆能开发郁结。以其本热，故得寒则散也……又如表热服石膏、知母、甘草（清·吴鞠通心领神会，定为辛凉重剂）、滑石、葱、豉之类寒药，汗出而解者；及热病半在表，半在里，服小柴胡汤寒药（阳微结），能令汗出而愈者；热甚服大柴胡汤下之，更甚者，小承气汤，调胃承气汤、大承气汤下之（阳结）……此皆大寒之利药也，反能中病以令汗出而愈。"

二、病毒性流感

刘某，女性，47 岁，2016 年 3 月 4 日初诊。

惊蛰前后大连天气寒暖流交替不定，流感发作频繁。患者不慎感染，发热38.0℃，微恶风寒，午后热甚，咳嗽咽痛，当晚自服"扑热息痛""阿莫西林"后入睡，夜间大汗，晨起低热37.5℃，恶寒消失。但头痛乏力，嗜睡身倦，鼻咽干痛，咳嗽，咯少量黄黏痰，口干渴饮，午后体温复升至38.5℃，而来诊。形体消瘦，面色红润，鼻塞声重，咳嗽，有少量黄黏痰，动则汗出，大便3日未结，尿黄而少，舌边尖红苔薄黄少津，脉浮数沉取无力。

中医诊断：太阳病误汗后所致风温病。

西医诊断：病毒性流感。

治法：滋阴退热。

方药：加减葳蕤汤合白虎汤化裁。葳蕤15g，白薇10g，生石膏50g（先煎），知母10g，僵蚕15g，蝉蜕10g，桔梗15g，杏仁15g，瓜蒌25g，芦根30g，豆豉10g，炙甘草10g。

3剂，水煎服，日3次。

药后体温下降至36.5℃，无发热汗出，仍有口干，咽不适，说话鼻音减轻，偶有咽痒干咳，咯少量白色稀痰，体力大增，便稍干1次/日，已能正常工作。

按语：《伤寒论》第6条曰："太阳病，发热而渴，不恶寒者为温病。若发汗已，身灼热者，名风温。风温为病，脉阴阳俱浮，自汗出，身重，多眠睡，鼻息必鼾，语言难出。"仲景未出方药，待唐代孙思邈于《备急千金要方》中引用《小品方》葳蕤汤：葳蕤、白薇、麻黄、杏仁、石膏、甘草、独活、木香、川芎，"治疗温风之病，脉阴阳俱浮，汗出体重，其息必喘，其形状不仁，嘿嘿但欲眠……"《本草纲目》谓白薇"治风温灼热多眠"。

本方葳蕤（玉竹）润肺养胃以滋汗源，白薇苦咸寒，清肺之虚热，其性降泄，配伍芦根从尿导热，白虎汤甘咸寒，清肺之实火，配伍瓜蒌、杏仁，润肠通便，以代大黄之苦寒重泻，即宣白承气汤之变方。方中仿桑菊饮辛凉轻剂走表为引经方，同用辛凉重剂白虎汤达热除表，方中僵蚕、蝉蜕，升阳中之清阳，载药上浮，以散风热，与宣白承气汤"一升一降，内外通和"，"名曰升降，亦双解之别名也"。杨栗山云：《伤寒论》中，共计坏病八十有六，故伤寒本无多病，俱是辨证不明，错误所致。"

该患瘦弱体型，适值更年期，肝肾阴血已渐亏损。复感风温，误发其汗，更伤阴津，阴不足则虚火益盛。外有风热，内有虚火，是本病病机，故用加减葳蕤汤合白虎汤化裁取效。

三、化脓性扁桃体炎

李某，女性，4 岁。2005 年 7 月 28 日初诊（大暑节气，第一次发病）。

发热恶寒 3 天，咽痛不欲吞咽，扁桃体肿大Ⅰ°，周围充血，表面有黄白色脓点，西医诊为化脓性扁桃体炎，输液消炎不效，转来中医求治。诊见体温 38.5℃，无汗头痛，鼻塞喷嚏，流清涕，烦躁口不渴，纳呆恶心，便干 1 次 /3 日，平素易感冒，舌红苔薄白腻，脉浮数。

辨证分析：暑温复感于寒湿，湿重于寒，夏月乘凉饮冷，感受寒湿之邪，寒湿外束则发热恶寒，无汗头痛，鼻塞喷嚏，流清涕；暑温内袭则烦躁便干，舌红；暑湿伤中则纳呆恶心，苔薄白腻。

中医诊断：暑温夹寒湿证，湿重于寒。

西医诊断：化脓性扁桃体炎。

治法：祛暑解表，清热化湿。

方药：自拟柴颁胡香薷饮化裁。柴胡 5g，黄芩 5g，香薷 5g，炒扁豆 5g，厚朴 5g，金银花 5g，连翘 5g，生石膏 20g（先煎），生地黄 10g，麦冬 5g，姜半夏 5g，炙甘草 5g。

3 剂，水煎服，日 3 次。

药后便通热退病愈。

按语：香薷辛温芳香，古人称其为"夏月之麻黄"，外能解表发汗，内能化湿和中，故为君药。方中金银花、连翘、生石膏、生地黄、麦冬截断在气营，小柴胡汤截断在半表半里。

四、急性扁桃体炎 1

李某，女性，5 岁。2006 年 4 月 18 日初诊（谷雨时节，第二次发病）。

去年药后病愈，昨晚突然发热恶寒，自服退热药后，今晨来诊。查体温 38.9℃，头痛无汗，咽痛咳嗽，口干时烦渴，扁桃体红肿 I°，纳呆便干，舌红苔薄白，脉浮数。

辨证分析：肺胃积热，外受风寒，玄府郁闭，故发热恶寒，头痛无汗；引动内伏之郁热，故口干烦渴，纳呆便干，舌红苔薄白，脉浮数。

中医诊断：春温，表寒重里热盛兼腑实证。

西医诊断：急性扁桃体炎。

治法：解表散寒，清泄里热。

方药：自拟柴胡麻黄汤化裁。柴胡 5g，黄芩 5g，炙麻黄 2g，杏仁 5g，桂枝 5g，党参 7.5g，姜半夏 5g，生石膏 25g（先煎），寒水石 5g（先煎），滑石 5g（包煎），金银花 10g（后下），大黄 2g（后下），厚朴 5g，枳壳 5g，炙甘草 5g。

3 剂，水煎服，日 3 次。

医嘱：药后微微汗出，忌大汗，多饮水。

2006 年 4 月 21 日二诊：热退，体温 37℃，咳止便通，头痛咽痛均好转，扁桃体红肿减轻，舌淡红苔薄白，脉浮弦。

继服小柴胡汤 3 剂巩固。

五、急性扁桃体炎 2

李某，女性，5 岁。2006 年 6 月 10 日（近夏至日，第三次发病）。

昨夜发热 41℃，自服退热药，今晨 8 时来诊，体温 39.2℃，扁桃体红肿Ⅰ°，憎寒无汗，身形拘急，身穿棉猴仍畏寒，头痛恶心，咽痛口干，烦渴欲饮，左眼红，手足心热，3 日未排便，夜寐哭闹不安，舌暗红苔薄白腻，脉浮数。

中医诊断：暑温感寒，寒重于湿。

西医诊断：急性扁桃体炎。

治法：外散表邪，内透里热。

方药：柴胡白虎汤化裁。柴胡 10g，黄芩 5g，生石膏 50g（先煎），知母 5g，炙麻黄 3g，香薷 3g，姜半夏 5g，金银花 20g（后下），连翘 5g，淡豆豉 5g，制大黄 5g，炙甘草 5g。

3 剂，水煎服，日 3 次。

医嘱：忌大汗，多饮水。

按语：柴胡白虎汤出自俞根初《通俗伤寒论》。香薷辛温，芳香涤暑，解表散寒。夏月不用桂枝，以香薷佐少量麻黄，宣肺透汗。患者无咳嗽症状，故去杏仁不用。大黄配伍石膏清肺通下。石膏去麻黄之温性，入肺宣达解表。

2006 年 6 月 13 日二诊：体温正常，扁桃体红肿消减，恶寒头痛消失，咽痛口干好转，便已顺畅，唯夜寐哭闹不安，舌暗红苔薄白，脉细数。

处方：柴胡 10g，黄芩 5g，生石膏 50g（先煎），知母 5g，杏仁 5g，人参 3g，姜半夏 5g，金银花 20g（后下），连翘 5g，牛蒡子 5g，淡豆豉 5g，炙甘草 5g。

3 剂，水煎服。

按语：扁桃体炎，中医称为乳娥，张子和在《儒门事亲》中云："热气上行，搏结于喉之两旁，近外肿作，以其形似，是谓乳娥。"提出其病因归之为火。后世医家多数认为是因热而发，内有肺胃积热，外受风热引发。慢性乳娥则多为肺胃阴虚。

20 世纪 90 年代中华人民共和国国家标准《中医临床诊疗术语》将本病分为风热型、肺胃热盛型、痰热型或痰火型及真阴不足型。《中医耳鼻咽喉科学》将"急乳娥"分为风热外侵、肺经有热、邪热传里和肺胃热型，均无风寒外束型。

张仲景的《伤寒论》第 313 条曰："少阴病，咽中痛，半夏散及汤主之。"半夏、桂枝、甘草三味辛甘合用，以解客寒之气。清代《喉症类集》认为："多因脾胃积热，外受风寒闭伏而成。"清·刘序鹓所撰《增删喉科心法》中指出："治法必审其表证有无……初起咽喉红肿俱甚，表则恶寒发热、头痛、身痛、咳嗽，里则渴喜冷，口臭气粗，舌生黄苔，小便赤，大便结，或二便俱闭……饮食不入，是表里两急也，法当双解，煎剂用荆防败毒散合清咽利膈汤，无汗加麻黄，小便短赤涩痛加滑石。"明·陈士铎《辨证录》曰："人有感冒风寒，咽喉肿痛，其势甚急，变成双蛾者。"清代喉科专著陆续问世，如《重楼玉钥》认为本病为："肺经积热，受风邪涩滞，感时而发。"晚清民国医家范文甫在其医辑中云：乳娥不尽属火，而以寒包火者居多，创用大黄附子细辛汤、元明粉、姜半夏、生甘草，治疗乳娥。

该患同人同病，不同季节不同证，治疗方法亦不同。西医辨病，中医辨证。

六、急性咽炎、急性扁桃体炎

宋某，男性，9岁。2015年3月19日初诊。

半月前曾因上呼吸道感染发热输液治愈，5天前因体育课跑步，当天夜里恶寒发热，体温38~39℃，伴有咽痛，大连市儿童医院诊断为急性咽炎、急性扁桃体炎，白细胞15.57×10⁹/L，中性粒细胞0.8391，输液消炎后仍发热，体温在38℃左右，故转请中医治疗。诊见发热，咽喉干痛，欲饮而不欲咽，微恶风寒，微汗出，偶干咳少痰，唇干疼，纳呆便干，1次/3日，眠安，平素消瘦，盗汗，舌红苔薄黄，脉弦细数。

查体：咽部红肿充血，扁桃体红肿，Ⅱ°肿大。

中医诊断：差后劳复，阳微结。

西医诊断：急性咽炎，急性扁桃体炎。

治法：和解少阳。

方药：自拟柴胡银翘马勃散化裁。柴胡5g，黄芩5克，金银花10g（后下），连翘5g，马勃5g，姜半夏5g，射干3g，牛蒡子10g，生石膏50g（先煎），酒大黄3g，天花粉5g，浙贝母3g，炙甘草5g。

3剂，水煎服，日3次。

外用冰硼散吹入咽部及扁桃体，日3次以上。

按语：该患咽干痛，唇干，便干，阳明经腑热象渐显，并有伤津势，故白虎汤、酒军加之。银翘马勃散是《温病条辨》治疗"湿温喉阻咽痛"主方，清热解毒利咽喉。浙贝母、天花粉尚有消郁散结治疮痈之功（《仙方活命饮》）。

二诊：3剂汤药后体温下降至37℃左右，恶风汗出消失，唇干、便干消失，咽干痛、咳痰好转，舌淡红苔薄黄，脉弦细。

处方：柴胡5g，黄芩5g，金银花10g，连翘5g，马勃5g，牛蒡子10g，生石膏50g（先煎），麦冬10g，天花粉5g，浙贝母3g，桔梗7.5g，炙甘草5g。

3剂，水煎服，日3次。

三诊：3剂汤药后诸症悉平。

处方：党参10g，柴胡5g，黄芩5g，金银花10g，连翘5g，牛蒡子10g，天花粉5g，浙贝母3g，麦冬10g，桔梗7.5g，鸡内金15g，炙甘草5g。

7剂，水煎服，日2次，以善后。

按语：《黄帝内经》中对外感热病的辨证系统有3套，首先是六经辨证系统，按太阳、阳明、少阳、太阴、少阴、厥阴，日传一经。第二是《灵枢·寒热病》中提出的皮寒热、肌寒热、骨寒热，由浅入深的3层次辨证体系。第三是肝热病、心热病、脾热病、肺热病、肾热病的五脏热病辨证体系。六经辨证中提出治法为"其未满三日者可汗而已，其满三日者可泄而已"。即用汗法和下法以泄除多余的产热。

仲景创立太阳病阳郁——汗法，少阳病阳微结——和解法，阳明经阳结——清热泻下法。刘河间在此基础上增加了利尿泄热法，如防风通圣散、双解散等。吴鞠通提出广义温病："温病者，有风温、有温热、有温疫、有温毒、有暑温、有湿温、有秋燥、有冬温、有温疟。"并将白虎汤作为辛凉重剂解表法。《伤寒论·辨阳明病脉证并治》第219条曰："三阳合病，腹满，身重，难以转侧，口不仁，面垢，谵语遗尿。发汗则谵语，下之则额上生汗，手足逆冷。若自汗出者，白虎汤主之。"

该患有上感治愈后的病史，劳复发热。虽有发热、恶寒、汗出，桂枝汤证，但其他内热伤津症状，非桂枝汤所宜。此为半在里半在外，而为阳微结证。少阳郁结，枢机不利。《伤寒论·辨脉法》第 2 条曰："问曰：脉有阳结阴结者，何以别之？答曰：其脉浮而数，能食，不大便者，此为实，名曰阳结也……"《伤寒论·辨太阳病脉证并治下》第 148 条曰："伤寒五六日，头汗出、微恶寒、手足冷、心下满、口不饮食、大便硬、脉细者，此为阳微结……可与小柴胡汤；设不了了者，得屎而解。"

七、病毒性流感

丁某，男性，14 岁。2015 年 3 月 26 日初诊。

1 周前，感受风寒，出现发热恶寒无汗，体温 38~39℃，头项强痛，无咳，纳可便调，自服西药退热 2 天，汗出热退至 38℃而复升，故去大连医科大学附属第一医院检查白细胞及中性粒细胞正常，诊断为"病毒性流感"。服用抗病毒及退烧药 3 天后夜间体温升至 39.5℃，自服安宫丸及头孢类药物，药后体温仍在39℃左右。次日电话咨询，处以葛根汤加大青龙汤化裁，祛风寒以解表。

2015 年 3 月 30 日二诊：体温降至 37.5~38℃，自行来诊，发热，不恶寒，午后热甚，仍头项强痛，前额闷痛，时有头汗出而少，周身肌肉酸痛，下肢肌肉痛尤甚，无鼻塞流涕，无喷嚏，无咽喉肿痛，无咳嗽，但恶心，胃脘隐痛，便溏黏滞，2~3 次 / 日，口渴不多饮，舌苔白腻而干，脉浮数。

中医诊断：湿温。

西医诊断：病毒性流感。

治法：清热化湿。

方药：葛根芩连汤合三仁汤化裁。葛根25g，黄连5g，黄芩15g，杏仁15g，生薏米50g，白豆蔻5g，厚朴15g，姜半夏15g，通草10g，防风10g，滑石15g（包煎），生甘草15g。

按语：该患儿长期喜饮甜品，嗜辛辣，脾胃内蕴湿热，虽有外感风寒，而非单纯的太阳之表寒，一汗而解，热退病愈。此患夹湿缠绵，正如吴鞠通所云："徒清热则湿不退，徒祛湿则热愈炽。"故当分解湿热，湿去热孤而易消解。本方中包含葛根芩连汤、三仁汤、天水散（六一散）、黄芩滑石汤。

《湿热病篇》提纲中自注云："太阴内伤，湿饮停聚，客邪再至，内外相引，故病湿热。此皆先有内伤，再感客邪，非由腑及之谓……然劳倦伤脾为不足，湿饮停聚为有余，所以内伤外感孰多孰少，孰实孰虚，又在临证时权衡矣。"又云："太阴之表四肢也，阳明也；阳明之表肌肉也，胸中也。故胸痞为湿热必有之证，四肢倦怠，肌肉烦疼，亦必并见。""湿在肌肉，不为汗解。"

刘河间在《素问病机气宜保命集》中提出："治湿之法，不利小便，非其治也。"创制"天水散"开清热利湿法治湿温病之先河。"湿热证，胸痞发热，肌肉微疼，始终无汗者，腠理暑邪内闭。"

外闭者发热轻恶寒重而无汗，伴鼻塞流清涕，头身痛，或有咳喘。《金匮要略》谓："湿家，其人但头汗出，背强，欲得被覆向火，恶寒无发热。"提示我们外邪皆可郁闭腠理玄府而无汗。另外，患者来诊前，每多自服解热发汗药，如扑热息痛等退烧药，此乃误汗，正如仲景说："若发汗已，身灼热者，名曰风温。"

八、急腹症术后肺炎

张某，男性，93 岁。2003 年 10 月 20 日初诊。

2003 年 9 月 11 日，因高血压病 3 级极高危，腔隙性脑梗死入院治疗，2003 年 9 月 15 日，因"急性化脓性阑尾炎、坏疽性胆囊炎、局限性腹膜炎"，行阑尾及胆囊切除术，术后因出现"急性肺损害""急性肾功能不全"入住 ICU。2003 年 9 月 20 日，出现发热，时有畏寒，口腔内有霉菌生长，考虑存在肺部真菌感染，而转入干部病房。曾应用多种抗生素进行抗霉菌治疗，并于 2003 年 10 月 6 日应用大扶康 200mg，每日 1 次，口服，6 天。2003 年 10 月 8 日出现白细胞下降，降至 2.6×10^9/L，应用吉粒芬 2 天后升至 11×10^9/L。2003 年 10 月 4 日发现右肺底有湿啰音，床头胸片显示右下肺小片影。10 月 16 日予"泰能"静脉滴注 4 天，从 10 月 14 日开始口服"拜福乐"至今，但病情未得到很好控制，一天前再次发热，伴有寒战，白天体温 38.1~38.5℃，夜间最高体温 39.5℃，咳嗽，咳少许白黏痰，双肺呼吸音粗，中、下部有干啰音，右肺底有湿啰音。无奈请中医会诊。

病人因外科急腹症行阑尾、胆囊切除术，术后已 35 天，发热不退。现全身各种导管（鼻饲管、氧气管、引流管、导尿管等），精神萎靡，面色㿠白，形体消瘦，乏力自汗，气短浅快，恶心厌食，咳嗽有少量黄白痰，烦躁胆怯，头晕目眩，腰膝酸软，尿少肢肿，按之凹陷，便溏，发热为不典型的热型，夜间为重，舌红苔薄白，脉弦细数。

诊断：气虚发热。

治法：和解少阳、益气阴、清虚热。

方药：自拟柴胡麻杏石甘汤。柴胡 15g，黄芩 20g，炙麻黄

5g，杏仁 15g，生石膏 50g（先煎），党参 25g，姜半夏 15g，黄芪 50g，炒白术 15g，茯苓 50g，陈皮 25g，麦冬 15g，青蒿 20g（后下），白薇 15g，炙甘草 15g。

3 剂，水煎服，日 3 次。

医嘱：停用一切抗生素及浓氯化钠注射液静脉滴注。

二诊：患者已停用一切抗生素及浓氯化钠注射液静脉滴注 3 天，仅间断输白蛋白及血浆。现病情好转，最高体温 37.8℃，咳白痰。查体示双肺底湿啰音，右侧为著，双下肢浮肿。床头片回报示右肺下片影基本吸收。病人发热已轻，寒战已退，咳嗽减轻，仍乏力，双下肢浮肿，口干不欲饮，午后及夜间发热，纳增，便由溏变软，日 2 次，舌红苔白，脉弦细。

处方：上方加党参 25g，生石膏 75g（先煎），白薇 25g，青蒿 30g（后下），丹皮 15g。4 剂，水煎服，日 3 次。

三诊：口服中药 1 周后病情明显好转，体温最高 37.5℃。查体示血压 120/70mmHg，咳少许白黄痰，双肺底湿啰音明显减少，双肺有散在干啰音。

病人热已轻，乏力自汗，咳嗽，咯黏痰、色黄难出，口干不欲饮，纳增，便溏质黏，日 3 次舌略红苔白，脉弦细。

方药：竹叶 10g，生石膏 50g（先煎），党参 25g，麦冬 15g，五味子 10g，炒白术 15g，黄芪 75g，姜半夏 15g，川贝母 10g，陈皮 25g，升麻 5g，柴胡 10g，生薏苡仁 50g，白豆蔻 5g，杏仁 15g，黄芩 15g，白薇 15g，炙甘草 15g。

3 剂，水煎服，日 3 次。

四诊：患者病情无明显变化，仍午后、夜间发热，无明显畏寒，最高体温 37.7℃，白痰黏稠。查体示血压 120/70mmHg，双肺呼吸音粗，有散在干啰音，右肺中、下部有中、小水泡音，心界不大，心率 63 次 / 分，律不齐，时有早搏，腹无压痛。现夜热早凉，咳白痰黏稠，乏力，口干喜饮，纳可便溏，舌略红，苔黄腻，脉弦滑。

方药：青蒿 25g（后下），知母 10g，鳖甲 15g（先煎），生地黄 15g，丹皮 15g，陈皮 25g，地骨皮 15g，生薏苡仁 50g，白蔻 5g，黄芩 15g，黄芪 50g，姜半夏 15g，茯苓 50g，厚朴 15g，炒白术 15g，猪苓 15g，炙甘草 10g。

7 剂，水煎服，日 3 次。

五诊：患者口干减轻，大便成形，偶咳少许白黏痰，仍有午后夜间发热，最高体温 37.6℃，查体较上周无明显变化。

患者双下肢水肿大减，咳轻，体力增，纳可，便调日一次，尿频，唯夜间低热，心烦微汗，口干喜饮，舌暗红，苔微黄，脉弦细。

方药：薏苡仁 50g，白豆蔻 5g，杏仁 15g，姜半夏 15g，竹叶 10g，厚朴 15g，桂枝 15g，炒白芍 15g，黄芪 50g，党参 25g，炒白术 15g，柴胡 10g，黄芩 15g，当归 10g，陈皮 25g，炙甘草 15g。

7 剂，水煎服，日 3 次。

六诊：患者病情明显好转，口干、咳嗽均减轻，体温高峰下降至 37.1℃，双肺无湿啰音，有散在干鸣音。

患者热减肿轻，纳食较好，咳嗽，咳痰色微黄，平卧汗出，心烦寐差，舌略红苔薄黄，脉弦。

方药：桂枝 15g，炒白芍 15g，生龙骨 50g（先煎），生牡蛎 50g（先煎），黄芪 50g，炒白术 15g，柴胡 10g，党参 15g，黄芩 15g，姜半夏 15g，当归 10g，熟地黄 15g，陈皮 25g，茯苓 50g，焦栀子 10g，淡豆豉 15g，生薏苡仁 35g，竹叶 10g，炙甘草 10g。

7 剂，水煎服，日 3 次。

七诊：患者病情已明显好转，双肺湿啰音消失，肝功能、肾功能正常。患者心烦汗出，口干欲饮，大便调，小便通畅，舌淡苔薄黄，脉弦滑细。

方药：党参 25g，生石膏 25g（先煎），竹叶 10g，姜半夏 15g，柴胡 10g，黄芩 15g，黄芪 50g，陈皮 25g，茯苓 50g，炒白术 15g，焦栀子 10g，淡豆豉 15g，炙甘草 10g。

7 剂，水煎服，日 3 次。

病愈出院，随访至 100 岁，101 岁寿终。

按语：患者为高龄男性，93 岁，因高血压病、腔隙性脑梗死入院 4 天，出现急性化脓性阑尾炎、坏疽性胆囊炎、局限性腹膜炎，行阑尾及胆囊切除术，术后出现急性肺损害、急性肾功能不全。气血虚弱，少阳三焦毒热未尽。"血弱气尽，腠理开，邪气因入，与正气相搏，结于胁下，正邪分争，往来寒热，休作有时"，乃气机升降出入不畅。该患者有不典型往来寒热，下半夜高热。问及患者有瞬间畏寒，得衣被则减，继而发热。《伤寒论》第 29 条曰：伤寒，脉浮，自汗出，小便数，心烦，微恶寒，脚挛急。反与桂枝欲攻其表，此误也。治以和解少阳，扶正祛邪。"凡病兼虚者，补而和之"。肺经有伏热，白薇清肺而不伤阴，故用麻杏石甘汤加白薇以清肺经之伏热，伏热清则肺主气之功能得以恢复，气机之升降出入复原。南北朝陈延之方书《小品方》中"诏书发汗白薇散"，主治"伤寒三日不解者"，药用麻、杏、白薇、贝母，白薇之苦寒代桂枝，贝母之苦寒代甘草，变麻黄汤之辛温为辛凉法，外解寒，内清肺热。《伤寒论》第 6 条曰："太阳病，发热而渴，不恶寒者，为温病。若发汗已，身灼热者，名风温。风温为病，风温为病，脉阴阳俱浮，自汗出，身重，多眠睡，鼻息必鼾，语言难出。"张仲景首先提出风温病名及症状，然而未出治法方药。300 年后的《小品方》出葳蕤汤治风温之病，药用葳蕤、白薇、麻黄、杏红、石膏、甘草、独活、川芎、木香。后被《备急千金要方》引用，治"风温之病，脉阴阳俱浮，汗出体重，其息必喘，其形状不仁，嘿嘿但欲眠"。《本草纲目》说白薇主治"风温灼热多眠"，清·俞根初《通俗伤寒论》中加减葳蕤汤治疗阴虚外感发热。青蒿"泄火热而不耗气血，用之佐气血之药，大建奇功"（《本草新编》）。

九、疱疹性咽峡炎

谭某，女性，15 岁。2015 年 8 月 5 日初诊（立秋前三天）。

主诉：发热 1 天。

现病史：昨晚无诱因发热 39~40℃，自服扑热息痛、清开灵、头孢丙烯均未见好转，现发热无汗，微恶风寒（畏室内空调冷气，关闭空调后则无畏风寒感觉），口苦咽干，口干欲饮，头痛眩晕，肢体酸楚，心烦胸闷，纳少不欲食，尿黄而少，大便两日未行，无腹痛，无咳嗽，舌红苔薄黄腻，脉浮数。

查体：咽赤，咽峡部散在 2~3 个疱疹，周围红晕。

血常规：白细胞 11.37×10^9/L，中性粒细胞 0.8391，淋巴细胞 0.782，单核细胞 0.83。

中医诊断：伏暑，暑湿证。

西医诊断：疱疹性咽峡炎。

治法：清暑化湿，疏表清里，表里三焦分消。

方药：自拟柴胡石膏汤加味。柴胡 10g，黄芩 15g，盐柏 15g，焦栀子 10g，连翘 15g，生石膏 100g（先煎），酒军 15g，炙麻黄 5g，杏仁 15g，豆豉 10g，牛蒡子 15g，薄荷 10g（后下），姜半夏 10g，滑石 15g（包煎），生甘草 10g。

4 剂，水煎服，日 3 次。

另：金银花 2g，桔梗 2g，生甘草 1g。

3 剂，代茶饮。

服药 4 个小时后体温即降至正常，未再复升。4 天后复诊体温正常，咽峡部疱疹消失，疾病告愈。

按语：王孟英《湿热病篇》曰："湿热证，胸痞发热，肌肉微疼，始终无汗者，腠理暑邪内闭。"吴鞠通《温病条辨》曰："长夏受暑，过夏而发者，名曰伏暑。伏暑、暑温、湿温证本一源，前后互参，不可偏执。"所以临床不可拘泥于病名与季节，关键要明确病机，认证为要。

疱疹性咽峡炎是由肠道病毒引起的以急性发热和咽峡部疱疹溃疡为特征的疾病，以粪－口或呼吸道为主要传播途径，感染性较强，传播快，呈散发或流行，夏秋季为高发季节。

中医认为咽峡乃肺胃之通道，咽峡疱疹之初是卫气同病，疱疹的出现说明内热伏于营分，急当透营转气，达热出表。故用小柴胡汤清透暑湿，合用石膏汤清热解毒，发汗解表，清泄三焦暑热；麻杏石甘辛凉宣肺，透达郁热，从汗而泄；因其大便干燥，故以制大黄代黄连，清中焦之热结，从便而泄，合连翘清营血；六一散使暑热从尿而泄；金银花、连翘、焦栀子、薄荷、牛蒡子凉膈上之热，从鼻咽而出。

本案暑湿病重而银翘散药轻，故自拟柴胡石膏汤清暑化湿，疏表清里，表里三焦分消，诸窍、玄府透泄。

十、抗炎未尽留伏邪，透达枢机退余热

迟某，男性，62岁。2018年7月21日初诊。

主诉：发热间作2年余，体温37.5~38.5℃。

现病史：患者2年前因低热、消瘦于大连医科大学附属第一医院住院，诊断为"胆系感染""脾脓肿不除外""结肠多发息肉"，给予抗感染、内镜下息肉切除术治疗后低热消退出院。3天后低热复作，再次入院诊断为"发热待查，感染性发热可能性大"，行骨髓穿刺检查提示感染骨髓象，未见淋巴瘤。给予抗生素、抗真菌药物治疗无效后出院。又去北京协和医院也未明确诊断。曾自行服用安宫牛黄丸，发热反加重，体温升至38.0~38.5℃。

现发热间作，每于15:00~16:00发热，伴畏寒，寒重热轻，发热前手足心凉，发热后手足心热，可自行汗出消退。昨日体温37.6~38.0℃，无汗，体倦乏力，无口干、口苦，无咽痛，纳呆，寐欠安，二便调。舌体胖大，质淡红，苔薄白略黄。脉右弦滑，左沉弦细。

既往史：慢性胃炎2年余；胆系感染2年余；结肠息肉切除术后2年余。

辅助检查：（2016年6月30日，大连医科大学附属第一医院）：上腹MR平扫及增强MRCP：①脾脏异常信号影，首先考虑炎性病变，请随诊除外其他可能；②肝左叶胆管及左右肝管粗细欠均匀，考虑胆管炎性改变。

出院诊断：（2016年8月6日，大连医科大学附属第一医院）：发热待查，感染性发热可能性大；淋巴瘤待除外；慢性萎缩性胃炎；结肠息肉切除术后。

诊断：发热，邪伏少阳，营卫不和。

治法：调和营卫，清透邪热。

方药：柴胡桂枝汤合白虎汤化裁。柴胡10g，姜半夏15g，黄芩15g，党参25g，炒白芍15g，桂枝15g，生石膏100g（先煎），炒薏苡仁50g，枳实15g，知母10g，生黄芪50g，防风15g，陈皮25g，炙甘草15g，生姜3片，大枣6枚。

7剂，水煎服，日2次。

2018年7月27日二诊：服药5剂后，发热较前减轻，体温37.5℃。发热时间由15：00~16:00转为17:00~18:00，发热前手脚凉消失，手足心热而身不热，服药后饮水增多，周身微汗出，体温正常36.5℃，体力稍增，头昏沉，情绪低落，纳呆，入睡困难，二便调。舌体胖大、质淡红，苔薄白略黄、少津。脉右弦滑，左沉细。

患者发热程度较前减轻，发热时间较一诊延后2小时，发热前手足心凉已无，而留有手足心热，为余热伏邪已无力与阳明相争，但伏邪仍盘踞少阳，还需以和解透达伏邪为治疗大法；其入睡困难，为胆热扰心所致。原方加青蒿、竹茹为合入蒿芩清胆汤法，以和解少阳，清胆利湿；其发热病久，头昏沉，体倦乏力，为中气虚弱，清阳不升，稍加升麻、当归，合方中之柴胡、黄芪、陈皮等为合入补中益气汤法，兼有补中益气、升举阳气之意。

处方：上方加升麻5g，当归10g，青蒿10g（后下），竹茹15g。

7剂。

2018年8月4日三诊：两日前19:00时发热复作1次，体温37.4℃，饮水汗出后，22:00时热退，体温36.5~36.8℃。平素夜间手足心热而身不热，口干欲饮，手足先凉已无，汗多，纳可，入睡难，大便调，小便色黄，舌体胖大，质淡红，苔薄白略黄，少津，脉右弦细，左沉弦细。

患者仅发热 1 次，且发热时间较一诊时延后 4 小时，表明余热伏邪进一步在向外透达，患者夜间手足心热而身不热，口干欲饮，汗多，小便色黄为余热伏邪留恋少阳，并郁久而气津两伤，加西洋参益气生津，养阴清热；荷梗清暑解热而生津，竹叶清热而利尿，导湿热下行。

处方：上方加黄芪 75g，竹叶 10g，桂枝 20g，7 剂。另外每天西洋参粉 3g（冲服）。

2018 年 8 月 11 日四诊：两日前 21:00 时发热复作 1 次，发热前稍恶寒，体温 37.5℃，仍 22:00 时自行热退。现无发热、恶寒，夜间手足心热减轻，自汗减轻，凉汗，纳可，寐安，二便调。舌体胖大，质淡红，苔薄白略黄，少津，脉右弦滑，左沉细。

患者服药后发热时间较一诊延后 6 小时，说明余热伏邪又进一步在向外透达，但仍深伏阴分未解，前方基础上加大青蒿用量，加地骨皮合前方之知母增强透达伏邪，养阴清热之力，加升麻以加强升提清气之力。

处方：上方加青蒿 15g（后下），升麻 7.5g，竹茹 25g，地骨皮 10g。

7 剂。

2018 年 8 月 18 日五诊：患者分别于 12 日、13 日，21:00 发热各复作 1 次，两次体温均为 37.4℃，无恶寒，仍 22:00 时自行热退。现无发热、恶寒，夜间手心热已无，足心热减轻，自汗较前减轻，凉汗，夜间口干欲饮，饮水可解，纳可，寐安，二便调。舌体胖大，质淡红，苔薄白，脉右沉弦滑，左沉弦细。

患者服药后发热时间仍较一诊延后 6 小时，且发热复作 2 次，表明余热伏邪又有内逃之势，少阳与厥阴相表里，伏邪向内潜入厥阴，晚 9 点时，卫阳由阳入阴与余热伏邪相争而发热，此时在前方和解透邪解郁、清胆利湿、补气升阳、益气养阴法的基础上合入清营养阴透热法治之。吴鞠通言："青蒿不能直入阴分，有鳖甲领之入也；鳖甲不能独处阳分，有青蒿领之出也。"故前方合入鳖甲为青蒿鳖甲汤法引药由少阳入厥阴阴分而清透伏邪，养阴透热，透余热伏邪出厥阴血分；并加入牛角以清营凉血，"入营犹可透热转气"，加入连翘以加强透热之力。

处方：上方加连翘 15g，竹茹 35g，焦栀子 10g，水牛角 25g（先煎），鳖甲 5g（先煎）。

2018 年 8 月 28 日六诊：发热未做，足心热已无，自汗进一步减轻，凉汗转温，体觉有力，体重较一诊时增加 2kg，纳可，寐安，二便调，舌淡红，胖大，脉右沉弦滑，左沉弦细。

患者发热未作，余热伏邪已完全由厥阴透出，凉汗转温，清阳之气渐复，加以茯苓健脾利水渗湿以善其后。

处方：上方加茯苓 25g。

患者至今未复发。

按语：伏邪在《伤寒论》中首次以"伏气"概念提出，《伤寒论·平脉法》曰："师曰：伏气之病，以意候之……假令旧有伏气，当须脉之。"成无己注："冬时感寒，伏藏于经中，不即发者，谓之伏气。"（见《注解伤寒论》）

伏邪的理论渊源于《黄帝内经》，《灵枢·贼风》曰"此亦有故邪留而未发"，意为人体感受的以前的邪气，藏伏体内，尚处于未发之状态，这就是最早的伏邪理论。如《素问·生气通天论》曰："冬伤于寒，春必病温。"又如《素问·热论》曰"凡病伤寒而成温者，先夏至日为病温，后夏至日为病暑"，此乃伏气温病的理论依据。直至明·吴又可在《温疫论》中提出"伏邪"概念。"今邪在半表半里，表虽有汗，徒损真气，邪气深伏，何得能解，必使其伏邪渐退……"清·刘吉人《伏邪新书》言："感六淫而即发病者，轻者谓之伤，重者谓之中。感六淫而不即病，过后方发者，总谓之曰伏邪，已发者而治不得法，病情隐伏，亦谓之曰伏邪。有初感治不得法，正气内伤，邪气内陷，暂时假愈，后仍作者，亦谓之曰伏邪。有已治愈，而未能除尽病根，遗邪内伏，后又复发，亦谓之曰伏邪。"

"伏邪"具有两大特征：一是，不易觉察潜藏隐匿；二是，在一定条件下可以转变外显。伏邪发病三大条件：正气、邪气、环境，随着寒温的变化，新感外邪的诱发，正气的衰弱必将导致伏邪致病。

初诊时，患者素体阳虚，外感伏邪后住院期间由于大量使用抗生素兼肠镜手术治不得法，使阳气大伤，伏邪未解而盘踞太阳、少阳而化热。正如《重订广温热论》曰"风寒暑湿，悉能化火，气血郁蒸，无不生火"，认为"凡伏气温热皆是伏火"，热邪欲入阳明，阳明阳气最盛，每日申时阳明经气旺盛，正气来复，与邪相争则发热。病久少阳枢机不利，阳气郁结而不能温煦四肢末端，故手足心凉，正邪相争后，气郁稍解，故手足心随身热而由凉转热，体倦乏力，舌脉提示中焦阳气不足，兼湿热深伏少阳。王孟英认为伏邪的传变规律为"伏气温病，自里出表，乃先由血分，而后达于气分"故在伏邪的治法上应顺势而为，由内向外透达伏邪，且邪踞少阳，以和解透邪之法治之最为适宜。主方以柴胡桂枝汤，疏通三焦，调和营卫以和解太阳、少阳伏邪，本方为小柴胡汤与桂枝汤的合方，小柴胡汤可疏通三焦气机，《神农本草经》谓柴胡"去肠胃中结气，饮食积聚，寒热邪气，推陈致新"。推陈致新正为透达伏邪之意。清·徐彬在《金匮要略论注》说"桂枝汤，外证得之，解肌和营卫；内证得之，化气调阴阳"，故以柴胡桂枝汤为主方切合主要病机，兼合黄芪、防风为玉屏风散法以益气固表止汗。患者申时发热，余热之邪欲入阳明而正邪相争，故合以白虎汤清阳明热邪，兼益气养阴生津，因此时为长夏，外感湿邪较盛，故易粳米为薏米以健脾化湿。患者阳气郁结而不能温煦四肢末端，故合以四逆散法疏肝理脾，透邪而解阳郁。

十一、发热待查

王某，女性，21岁。2018年9月1日初诊。

主诉：反复发热半年，加重半个月。

现病史：2018年4月初出现感冒，出现低热37.8℃，自行治疗，好转不明显，1周后出现高热，最高体温40℃，出现周身浅表淋巴结肿大，于昆明市第一医院经抗炎对症应用激素治疗10天，仍不缓解，体温常在39~40℃，经该院专家会诊，发热待查，药物热？停用抗生素，体温下降至37~38℃，返回大连医科大学附属第一医院行淋巴结活检，提示淋巴细胞增生为主的增生性病变。1个月后，不明原因再次发热，体温最高为39.5℃，经治疗好转不明显，6月份，到北京协和医院就医，经风湿免疫科、感染科、血液科检查均未见异常，未明确诊断。半个月前又出现发热，体温37~38℃持续一周，口服退热药汗出热退。3天前再次发热39.5℃，故转来中医求治。

诊见：体温39.0℃，但热不恶寒，微恶风，身偏胖，精神不振，周身沉重，疲乏无力，时有汗出，夜间盗汗，口干口苦，欲饮而不多，气短，纳可寐欠安，大便不畅，小便黄少，双下肢散在湿疹，瘙痒，脱发，舌淡红胖，边有齿痕，苔薄腻黄白相兼，脉弦滑。

既往史：荨麻疹病史1年，湿疹4个月。

诊断：发热，伤寒太阳风温，少阳阳明合病。

治法：苦辛凉透与苦辛咸寒法。

方药：柴胡白虎汤合青蒿鳖甲汤化裁。柴胡10g，黄芩10g，姜半夏15g，党参20g，生石膏50g（先煎），知母5g，青蒿10g（后下），鳖甲10g（先煎），桑叶10g，天花粉15g，牡丹皮15g，生地黄15g，僵蚕15g，蝉蜕10g，炙甘草10g。

7剂，姜枣为引，水煎服。

二诊：2018年9月11日。体温正常，肿大淋巴结略缩小，仍有畏风，乏力，气短，纳差，口干不欲饮，便黏不成形，脱发，舌淡红，边有齿痕，苔薄白，脉弦数。

方药：柴胡白虎汤合桂枝汤加减。柴胡10g，黄芩10g，姜半夏15g，党参20g，生石膏25g（先煎），知母5g，桂枝10g，炒白芍15g，僵蚕15g，蝉蜕10g，板蓝根25g，浙贝母10g，防风15g，乌梅10g，鸡内金25g，茯苓25g，炙甘草10g。

姜枣为引，14剂，水煎服。

热已经退，去清透里热之青蒿鳖甲汤，减石膏用量。邪返少阳之表，故用桂枝汤解表。

三诊：体温正常，淋巴结缩小不明显，乏力气短口干均好转，仍畏风，大便不成形，皮肤瘙痒，脱发，舌质暗，苔薄白，脉弦。

方药：上方去白虎汤、板蓝根，加黄芪35g，炒白术15g，生牡蛎 25g（先煎），陈皮 15g。14 剂。

消瘰丸（浙贝母、玄参、生牡蛎）治疗肿大淋巴结，便不成形故不用玄参。下肢湿疹，皮肤瘙痒，脱发，与肺主皮毛相关，加黄芪、白术、陈皮，补肺健脾化湿以善后。诸症好转，予饮食调养。

按语：该患长期居住北方，考学南方，感受湿邪，出现荨麻疹、湿疹，继则春季风温，误汗后乃成伤寒太阳风温。《伤寒论》第 6 条曰："太阳病，发热而渴，不恶寒者，为温病。若发汗已，身灼热者，名曰风温。风温之为病，脉阴阳俱浮，自汗出，身重，多睡眠，鼻息必鼾，语言难出。"该患发热，"不恶寒，无身痛"，乃病邪已离太阳，因见"口苦，恶心，苔薄黄"示邪犯少阳，而"发热，以午后为甚，口干渴"，显然病邪已入阳明，且发病于 4 月份，属少阳相火，同时病人乃北方迁居南方，感受湿热之邪，所以本案从少阳阳明合病论治，方选柴胡白虎汤，和解清热并用。取小柴胡汤和解少阳、疏理气机。其中柴胡苦平，透解邪热，疏达经气；黄芩清泄邪热；法夏和胃降逆；党参、炙甘草扶助正气，抵抗病邪；生姜、大枣和胃气生津。合用白虎汤辛寒清热。其中石膏辛甘大寒，善清解透热；知母苦寒质润，清热滋阴。二方合用使邪气得解，少阳得和，上焦得通，津液得下，腑通满消，胃气得和，故获汗出热解之速效矣。热退后，加健脾益气补肺之品，如黄芪、茯苓、白术、陈皮等扶正固本。

柴胡白虎汤出自俞根初《通俗伤寒论》，是小柴胡汤和白虎汤的合方，具有和解清热作用，可治少阳阳明合病者。成无己在《伤寒明理论》中描述白虎汤为"其有中外俱热，内不得泄，外不得发者，非此汤则不能解之也"。后世应用白虎汤大多慎之又慎，谨遵吴氏四禁，《温病条辨》云："白虎本为达热出表，若其人脉浮弦而细者，不可与也；脉沉者，不可与也；不渴者，不可与也；汗不出者，不可与也。常须识此，勿令误也。此白虎之禁也。"但切不可拘泥于此，要把握好白虎汤的配伍及量效关系。后世医家在白虎汤的基础上衍化出许多类方，例如白虎加人参汤、竹叶石膏汤、化斑汤、清暑益气汤以及白虎加桂枝汤、柴胡白虎汤和白虎加苍术汤等。

《温病条辨·中焦篇·湿温》曰："脉左弦，暮热早凉，汗解渴饮，少阳疟偏于热重者，青蒿鳖甲汤主之。"注云："少阳切近三阴，立法以一面领邪外出，一面防邪内入为要领。小柴胡汤以柴胡领邪，以人参、大枣、甘草护正；以柴胡清表热，以黄芩、甘草苦甘清里热；半夏、生姜两和肝胃，蠲内饮，宣胃阳，降胃阴，疏肝，用生姜大枣调和营卫。使表者不争，里者内安，清者清，补者补，升者升，降者降，平者平，故曰和也。青蒿鳖甲汤，用小柴胡法而小变之，却不用小柴胡之药者，小柴胡原为伤寒立方，疟缘于暑湿，其受邪之源，本自不同，故必变通其药味，因同在少阳一经，故不能离其法。青蒿鳖甲汤以青蒿领邪外出，青蒿较柴胡力软，且芳香逐秽，开络之功，则较柴胡有独胜。寒邪伤阳，柴胡汤中之人参、甘草、生姜，皆护阳者也；暑热伤阴，故改用鳖甲护阴，鳖甲乃蠕动之物，且能入阴络搜邪。柴胡汤以胁痛、干呕为饮邪所致，故以姜、夏通阳降阴而清饮邪；青蒿鳖甲汤以邪热伤阴，则用知母、天花粉以清热邪而止渴，牡丹皮清少阳血分，桑叶清少阳络中气分。宗古法而变古方者，以邪之偏寒偏热不同也，此叶氏之读古书善用古方，岂他人之死于句下者所可同日语哉！"

十二、成人斯蒂尔病

宋某，男性，65岁。2017年7月11日初诊。

主诉：反复发热半年。

病史：患者2017年1月7日出现腹泻，持续2天，为稀水样便，每天5~6次，伴发热，体温37.5℃，并逐渐升高，1月9日体温高达39.6℃，伴恶寒，寒战。入住大连医科大学附属第二医院，查肺CT示双肺多发粟粒状微结节影，双肺下叶少许间质性改变，左肺上叶舌段有索条灶。血常规检查示白细胞16.47×10^9/L，予左氧氟沙星静脉滴注7天，体温仍波动于37.8~39℃，患者出现躯干皮疹，以背部为主，呈片状，暗红色，压之不退色，伴瘙痒，停抗生素。诊断考虑为成人Still病，遂予激素治疗，体温逐渐恢复正常。于2月15日出院。

2017年6月患者外出旅游反连后，再次出现咽痛，发热，体温最高39℃，查血常规示白细胞19×10^9/L，门诊服用抗生素、激素治疗，体温逐渐恢复正常。

症见：周身乏力，口干欲饮，喜冷饮，时有周身汗出，周身关节痛，肌肉痛，头重痛如裹，眩晕，尿色黄，排尿疼痛，纳差，入睡困难，大便正常。后背痒疹色暗，隆起粗糙，无脱屑。舌淡红，舌苔白厚腻兼黄，脉细数。

中医诊断：伏气温病。

西医诊断：成人斯蒂尔病。

治法：清营透邪，滋阴凉血。

方药：小柴胡汤合青蒿鳖甲汤化裁。柴胡10g，黄芩15g，姜半夏15g，党参15g，金银花10g（后下），连翘15g，水牛角35g（先煎），生石膏50g（先煎），青蒿15g（后下），牡丹皮

15g，竹叶 10g，地骨皮 15g，僵蚕 15g，蝉蜕 10g，生地黄 25g，防风 15g，杏仁 15g，炙甘草 10g。

7剂，水煎服，日2次。

按语：此患1年内反复出现发热、皮疹、周身关节酸痛等症，属中医"伏邪"致病。根据患者发病季节属"春温"。《黄帝内经》曰："病伤寒而成温者，先夏至日为病温，后夏至日为病暑。"辨证属温热夹湿邪伏三焦，热伤营阴波及血分所致。初起温热夹湿侵袭卫分，故见发热，恶寒。病情进展出现卫气同病，则发热、烦躁，邪热初入营分，气分热邪未尽，灼伤血络，血溢脉外，故见躯干皮疹。余邪留恋气分，伤津，则口渴欲饮，渴喜冷饮。营气通于心，热扰心神，故神烦少寐。热伤营阴，营卫失和，营阴外泄，故见时有汗出。湿邪为患，湿性重着黏腻，湿阻气滞，故见肌肉痛，全身关节疼痛，此即薛生白云："太阴之表四肢也；阳明之表，肌肉也……四肢倦怠，肌肉烦疼，亦必并见。"叶天士曰："湿与温合，蒸郁而蒙蔽于上，清窍为之壅塞，浊邪害清也。"湿为阴邪，重浊黏滞，温热为阳邪，蒸腾开泄，湿邪与温热邪气相搏结，湿郁热蒸，而致湿热上蒙，阻遏清阳，见头重痛如裹，眩晕。湿热之邪下注膀胱，三焦水道不利，则见尿色黄，排尿疼痛。湿热郁蒸，逆传入营分，灼伤营阴，故舌红，气分湿热未尽，故苔白厚腻兼黄。热邪伤及营阴，故见脉细数。现阶段病机总属温热夹湿留滞三焦，气营同病所致。立和解表里、三焦，透热养阴，清热凉血之法。方取小柴胡汤、清营汤、化斑汤、青蒿鳖甲汤化裁。其中小柴胡汤和解表里，宣畅三焦。小柴胡汤为治少阳病之主方。少阳既包括足少阳胆又包括手少阳三焦，为表里阴阳顺接之枢纽，掌内外出入之途，司上下升降之机。药用小柴胡汤使气郁得达，火郁得发，枢机自利。邪热传营，伏于阴分，波及血分，气分尚有余热，故以金银花、连翘清热解毒、透营分之邪外达，此即"透热转气"的应用。生地黄甘凉，凉血滋阴，竹叶清热利小便，体现清营汤用意。热淫于内，治以咸寒，佐以苦甘法，以其为阳明证也，阳明主肌肉，斑家遍体皆赤，自内而外，故以石膏清肺胃之热，而治阳明独胜之热，水牛角咸寒，禀水木火相生之气，具阳刚之体，主治血毒蛊注，邪鬼瘴气，取其咸寒，救肾水以济心火，托斑外出，而又败毒辟瘟。此取《温病条辨》化斑汤之意。青蒿芳香，清热透络，引邪外出，牡丹皮辛苦性凉；泻阴中之伏火，取青蒿鳖甲汤透热养阴之意。僵蚕、蝉蜕升清降浊，散风清热。取升降散之意。杏仁宣利上焦肺气，气行则湿化，地骨皮甘寒，清降伏火，防风透邪，并防止冰遏凉伏，其有双向作用，既止汗，又祛风。

二诊：2017 年 7 月 18 日。患者诉仍有发热，体温 38.4~38.5℃，恶寒，发热频率较前减少，周身汗出明显，周身乏力，口干欲饮，伴口微苦，纳差，入睡困难，晨起小便隐痛，大便正常。后背痒疹，暗红色，于上方加丹参 25g，白鲜皮 25g，乌梅 5g，五味子 5g。7 剂，水煎服，日 2 次。

按语：患者用药一周后仍有发热，但发热次数减少，余症同前，故方中加入丹参清热凉血，活血散瘀，白鲜皮清热燥湿，祛风解毒。《本草原始》载白鲜皮入肺经，故能去风，入小肠经，故能去湿，夫风湿既除，则血气自活而热亦去。治一切疥癞、恶风、疥癣、杨梅、诸疮热毒。加入乌梅、五味子生津敛汗，改善虚热烦渴。

三诊：2017 年 8 月 29 日。服药后体温逐渐恢复正常，遂停药。诉近 3 日再次出现发热，体温，39℃，查血常规：白细胞 29×10^9/L，自服清开灵、新癀片退热，继续服用原方 3 日，现体温趋于稳定，周身汗出缓解，无明显恶风寒，周身乏力缓解，口干消失，晨起口苦，口中异味，纳可，仍入睡困难，易醒，便1次/天，略稀，后背皮疹变浅淡。舌淡红，胖大，苔白略厚，脉沉细。上方去青蒿、地骨皮，加荆芥10g，牛蒡子15g，豆豉10g。14剂，水煎服，日2次。

按语：患者用药后虽仍有发热反复，但整体病情好转，邪出阴分，还入气分，故去青蒿、地骨皮入阴分清虚热之效，加入荆芥、豆豉虽属辛温之品，但温而不燥，与金银花、连翘相配，辛散表邪，牛蒡子疏散风热，清热解毒透疹，加强清解气分之力。

四诊：2017年9月26日。发热消失，仍有乏力，但较前好转，入睡困难较前好转，纳可，二便调。背部皮疹消失。双上肢、双下肢不定时出现片状红色皮疹，但能自行消失，舌红苔白略腻，脉弦滑而沉。上方生石膏100g，蒲公英25g，乌梅10g，黄连5g。14剂，水煎服，日2次。

按语：用药后发热消失，背部皮疹消失，病情明显好转，但舌仍红，苔白略腻，仍有余邪留恋气分，故加大石膏用量至100g，乌梅至10g，加强清热生津止渴之力。并加蒲公英、黄连加强清热解毒之力。

五诊：2017年11月7日。无发热，无明显乏力，口干，无汗出，纳多，眠可，二便调，体重较前增加。舌淡暗，体胖大，苔薄白兼黄，脉沉细。上方去杏仁，加桃仁15g。14剂，水煎服，日2次。

按语：病情基本好转，舌淡暗，体胖大，苔薄白兼黄，脉沉细。体内仍有余热，且久病入络成瘀，故续用上方，并减杏仁，加桃仁，加强活血祛瘀通络之效。

十三、一氧化碳中毒迟发脑病

徐某，男性，65 岁，该患于 2006 年 4 月 5 日晨起时被家人发现昏迷不省人事，满屋煤烟味，急送当地部队医院，诊断为急症一氧化碳中毒，经高压氧抢救，于当天夜间意识恢复，状如常人。病人每日坚持高压氧巩固治疗，4 月 22 日家属发现该病人开始出现表情呆滞、淡漠少语、动作迟缓、走路不稳，转至大连某院。西医诊断：一氧化碳中毒迟发脑病。中医诊断：中毒性脑病（中恶）。使用清开灵注射液、参麦注射液、20% 甘露醇，配合中药活血化瘀、醒脑开窍汤剂常规治疗。

住院第 2 天，二便失禁，傻笑不语，第 17 天，意识恍惚，球结膜水肿，项强，四肢不自主运动，肌张力增强，汗多，舌红无苔，脉细弱。中药给以清热滋阴、益气生津汤剂，方以青蒿鳖甲汤化裁，养阴清热。处方：青蒿 10g，鳖甲 10g，生地黄 15g，知母 10g，牡丹皮 15g，西洋参 10g，麦冬 15g，生白芍 15g，银柴胡 10g，五味子 5g。第 22 天，患者意识不清，抽搐大汗出，舌红绛无苔。予以定风珠加减治疗，滋阴息风。处方：生白芍 25g，生地黄 15g，麦冬 15g，阿胶 10g，龟板 10g，鳖甲 10g，生牡蛎 50g，西洋参 10g，五味子 10g，炙甘草 10g。第 34 天，意识好转，尿量增多，每日约 4000mL，尿比重 1.016（1.015~1.025）。上方加山萸肉 15g，固肾缩尿。第 41 天，意识不清，四肢及头颈部散在红色斑丘疹伴瘙痒，请市内中西医会诊，西医皮肤科诊为"多形性红斑"，认为过敏所致。

刻诊：体温 38℃，心率 100 次/分，血压 130/80mmHg，神昏，牙关紧，两手握，项背强，瘛疭，散在斑疹，肌张力增强，左下肢痉挛，用压舌板撬开牙齿，见舌瘦小、红绛、无苔、燥而生芒刺，脉弦细数。

中医诊断：痉病，邪犯营分证。厥证，秽厥。

西医诊断：中毒性脑病。

治法：清营解毒，透邪养阴。

方药：清营汤合化斑汤化裁。

处方：水牛角60g（先煎），生地25g，玄参15g，金银花20g（后下），连翘15g，麦冬15g，黄连5g，丹参25g，生石膏120g（先煎），生山药25g，竹叶10g，生甘草15g。

7剂，水煎服。

药后体温正常，斑疹减少，效不更方，继服7剂。

2周后斑疹消退。仍二便失禁，尿量达2500~4000mL，大汗淋漓，一派气虚之象，上方加黄芪、五味子，益气敛汗，固肾涩尿。仅服一剂，斑疹复出，此乃误补益疾，邪敛不出所致，故去黄芪、五味子，继服清营汤合化斑汤化裁，3日后全身斑疹消退，上方去黄连，减生石膏半量，加栝蒌根25g、生白芍25g，继服10日，病愈出院。

按语：《黄帝内经》论厥有二：一是指突然昏倒，不知人事。二是指肢体和手足逆冷，张仲景论九厥，凡厥者，阴阳气不相顺接，便为厥。厥者，手足逆冷者是也。成无己《伤寒明理论》正式提出"昏迷"之名，虽无高热，是由于病因非温热之邪，而是毒气所犯，但有其他营分症状，即可确诊。

该患高龄男性，突受一氧化碳毒气伤害（秽浊之气）。伤及元神、心神及全身经络。《素问》论及尸厥，《读医随笔》论及痉厥，均认为脏腑十二经络之气化不畅。气机逆乱、蒙蔽清窍；气阴两伤，筋脉失荣。故虚实夹杂，虚证表现为昏厥伴气息微弱，汗出，无发热，二便失禁，舌红无苔，脉细弱。实证表现为牙关紧，两手握，瘛疭，项背强直，肌张力增强，球结膜水肿，后期脉沉弦。实证是病之本，虚证是病之标，气阴两虚症状是邪毒所致。毒气上受，从口鼻而入，首先犯肺，肺朝百脉，逆传心包，伤及元神及心神，故弥散全身经络，出现痉证、瘛疭，邪毒过盛，伤及气阴。先厥证后痉证，并见昏迷。初期无发热，无斑疹，中期（用滋阴熄风方药后）出现斑疹、低热等营分中毒症状，故不同于温病的传变过程和典型证候。故治宜清营解毒、透邪养阴，使邪毒透营转气，从表透之，从二便排之。

前医误治原因：①初期患者无发热症状，只看到阴虚筋脉失养、虚风内动等温病后期下焦肝肾证候，忽视了"毒邪"致病因素，故用青蒿鳖甲汤及定风珠治疗。②舌红绛无苔、燥而生芒刺误导了医者，仅认识到阴虚之甚，而忽略了毒邪之甚。③小便频数失禁、大便溏泄失禁误导医者认为气虚、肾虚。呼吸表浅、呼多吸少、大汗淋漓误导医者认为津气不能内守而外脱。④见虚补虚，加山萸肉、黄芪，误补益疾，恋邪于内，加重病情。⑤"多形性红斑"的西医诊断，误导医者考虑中药过敏或鲁米那过敏，而忽视营分斑疹的认证。又因患者发热症状不典型，故考虑中医内科血证和皮肤科的紫斑（阴虚火旺，虚火灼伤肌肤络脉的斑疹），欲加僵蚕、蝉蜕、牡丹皮、地骨皮等有抗过敏作用的中药。

体会：

1. 初期阴虚欲痉，用青蒿鳖甲汤5天，症状加重。青蒿鳖甲汤是治疗温病后期"阴虚邪伏"，有清除深伏下焦厥阴之邪的作用，"阴虚欲痉者，不得用青蒿鳖甲汤"，此乃一错。

2. 改以定风珠后，症状稍有缓解，但尿量增多，阴津足有排毒能力（自身排毒好现象），反加山萸肉服1周，涩住了排毒之路，敛邪于内，出现神昏斑疹，"壮火（壮毒）尚盛者，不得用定风珠"，此乃二错（小错 + 大错）。

3. 用清营汤病情好转，加黄芪服 1 天，益气敛汗，而助阳邪，使"死灰复燃"斑疹复出。正如叶天士所谓"炉烟虽熄，灰中有火"，此乃三错。应该重视古人经验之谈。《外感温热篇》曰："急急透斑为要。"《温病条辨·下焦篇》曰："壮火尚盛者，不得用定风珠、复脉……阴虚欲痉者，不得用青蒿鳖甲汤。"

4. 前医辨证思路基本正确，析病机不确，认主证不准，只重视中医脑病学的脏腑辨证和三焦辨证下焦肝肾气阴两伤，阴虚风动，而忽视了卫气营血辨证中气营的虚实相兼证候。三焦辨证详虚略实，而卫气营血辨证详实略虚，所以应该"上下内外辨证"，互相补充。

5. 中医跟着西医"对号入座"之病名，险些用了"抗过敏中药"。